**Fray Romano Zago, OFM**

# EL PODER CURATIVO DEL ÁLOE VERA

Colección: Salud

Zago, Romano
   El poder curativo del Áloe vera.




   1. Terapias Alternativas

Título original: Câncer tem cura!

Corrección: Susana Duro

# INTRODUCCIÓN

Muchas personas que habían tomado conocimiento del tratamiento del cáncer efectuado con el método que se pretende expo-
ner en este libro, preguntaban si no había un medio de divulgar el
"secreto". La forma propuesta fue el presente trabajo que someto
a tu lectura.

Honestamente, no tengo la pretensión de atribuirme la creación
o la invención del método. Mucho menos, de presentarme como el
pionero, o sea el primero que aplicó la fórmula con éxito en diferentes
casos, siendo sólo después seguido por otros tantos, con igual éxito.
Dicho sea de paso, eso no sería verdad. Otros, mucho antes que yo,
podrían con justicia arrogarse tal derecho.

El presente libro pretende ser nada más que un vehículo de divulgación de determinado método, que dio buen resultado en diversas
ocasiones. Si hay algún mérito, no va más allá de haberlo divulgado.
Lo que ocupa estas modestas páginas es solamente testimonio de
una práctica aplicada personalmente como realizada por personas,
que habiéndose enterado de la receta, la usaron con éxito. En poder
de las orientaciones, aplícalas en tu caso concreto. Todo muy simple,
accesible. Pon el método en práctica.

Tratándose de una fórmula tan barata y que no presenta contraindicaciones, ni efectos colaterales graves, no tengo en mira otra
meta que la de aliviar el sufrimiento de los enfermos, así como de las
personas directa o indirectamente relacionadas con ello, a veces impotentes ante el enorme problema. Si hubo personas que mejoraron
a través de esta manera simple y barata, ¿por qué no proporcionar
algo idéntico a más gente? He aquí mi único objetivo.

No es mi intención presentar un método mágico. No sólo eso. No quiero, de modo celoso y egoísta, retener el método en secreto y explotarlo en provecho propio.

La idea es informar a la población, que existe una fórmula que puede mejorar el curso del cáncer, porque ya lo ha hecho, estando este método al alcance de todos. Que la persona interesada se ponga en conocimiento. El libro le explica cómo poner en práctica tal posibilidad, si quiere.

Pienso que todo lo que se intente en la carrera por la victoria sobre este mal, es digno de los mayores encomios, venga de donde venga. Todo lo que se ha hecho y se hará, en busca de la solución definitiva del problema, sigue siendo válido y merece todo mi apoyo y aprecio. Hago votos para que las investigaciones se profundicen tanto que logren el dominio total y absoluto del hombre sobre este mal que ha angustiado a la humanidad. Démonos las manos en esta guerra común que a todos aflige y a todos debe involucrar.

Me gustaría prestar mi modesta colaboración para llevar un lenitivo al sufrimiento del hombre, tan humillado ante la fatalidad de intervenciones quirúrgicas y diversas aplicaciones, que, sin embargo, son la única salida en el actual estadio de la medicina tradicional. Me gustaría ayudar a ahorrarles a las víctimas del cáncer las, a veces, grandes molestias y dolores que la enfermedad produce en su desarrollo.

Me gustaría que esta fórmula se aliara a todas las tentativas conocidas, o que por ventura sean descubiertas, en un frente único, para erradicar, para siempre, este malhadado mal de la faz de la tierra.

El presente libro, pues, con su simplicidad y claridad meridianas, pretende constituir un gesto para quien enfrenta el terrible problema del cáncer y de otras enfermedades degenerativas.

Amigo (a), si una persona querida tuya está sufriendo esta enfermedad fea, además de los tratamientos convencionales a que recurrió, ofrécele también este método fácil para tratarse. Puede hacerle bien. Ha hecho bien. No cuesta nada intentar. No se pierde nada. Y puede salvarse una vida.

Deseo, lector (a), que, siguiendo el presente método, simple y barato, enteramente natural, sin contraindicaciones, mejores o le devuelvas la salud a tu ser querido, y que éste vuelva a vivir la vida con ganas, con redoblada alegría, porque vio alejarse de él al espectro de la muerte inminente, muerte que parecía inevitable. Tú, a tu vez, sentirás la euforia indecible de haber vencido lo que parecía superior a tus fuerzas. Será como si estuvieses transmitiendo la vida de nuevo a la persona curada. Tú la habrás traído de nuevo a la convivencia de los vivientes. Y cantarás para tus adentros: "¡Bendito sea Dios que puso a disposición de los hombres tantas hierbas y plantas como remedio para sus enfermedades, para que la vida continúe, y continúe con salud!"

El autor

# 1. DEL APRENDIZAJE

Después de la jornada de trabajo, sumergidos en un verdadero calidoscopio de actividades, respondiendo a la policromía de sectores en que las exigencias de la vida moderna los envuelve, uno a uno, los Frailes Menores regresan de su faena, a fin de cenar, para recobrar las energías para un nuevo mañana.

Adaptado a la costumbre de la región, hijo de la tierra, el franciscano de Rio Grande do Sul, como innumerables ciudadanos, descansa, después de la ducha reconfortante, tomando mate. Mientras el mate amargo pasa de mano en mano, según la tradición, la buena prosa se hace presente, volcándose en los más variados asuntos: Teología, Filosofía, Política, Partidos, Gobierno, Sociología, Pastoral, Iglesia, Orden, Provincia, Ecumenismo, Tiempo, Hechos del día, Corrupción, Aborto, Control de la natalidad, Tercer Mundo, Multinacionales, Fútbol, etc., etc.

Un día, como tantos otros, se repite el ritual. El asunto en boga: el progreso de la ciencia, sus hazañas y conquistas que causan estupor. Dentro del hilo conductor de la charla, lo increíble pero verdadero, pues se constatan, en nuestros días, las enormes sumas canalizadas con el objeto de incentivar el descubrimiento de la cura del cáncer. Después de consideraciones varias sobre el importante tema, surge Fray Arno Reckziegel, flamante provincial, recién electo, elevado al cargo después de actuar en las lides pastorales de suburbios. Como blandiendo la varita mágica, él saca de la manga la solución del problema, para sorpresa de los atentos interlocutores:

—Pero... ¡el cáncer tiene cura, señores! Sí, para la gente sencilla de los suburbios, el cáncer no es problema. Mejor dicho el cáncer es problema, pero se sabe cómo resolverlo.

—¿Cómo?, interpela el más interesado del grupo.

—Nosotros, allá en Río Grande, en el barrio donde trabajé unos años, vimos a personas simples, que padecían cáncer, quedar curadas enseguida. Podría citar el caso de una negra vieja, con cáncer de piel. Terminado el tratamiento, sigue viviendo en su casita precaria, hasta hoy, haciendo su vida normal...

—¡Pero, no puede ser!... ¿Seguro que el caso de ella era cáncer?

—Cáncer declarado por los análisis médicos. Cito el caso de una persona humilde, sin renombre. Podría citar, de la misma forma, la cura de personas famosas que se sometieron al mismo tratamiento. Tenemos conocimiento de personas de fama nacional que, echando mano del método que había curado a la negra vieja de los suburbios de la Ciudad Marítima, consiguieron curarse de su mal. El método tanto mejora a una negra vieja sin nombre, como también a gente famosa. Sin discriminación. Vale para todos. La naturaleza no se anda con preferencias. Atiende a todos los que quieran valerse de ella...

—Pero, dígame compañero, ¿qué fórmula mágica es ésta que hasta cura el cáncer? Cuéntenos de una vez cómo la gente del suburbio, allá en la Novia del Mar, practica el tratamiento de sus cánceres.

—¡Me gustaría recalcar que no se trata de ninguna fórmula mágica! Es muy sencilla. Mucho más sencilla de lo que se puede imaginar. Sencilla. Barata. Natural. Es que, desgraciadamente, nadie o muy poca gente la conoce y da fe...

—Pero, si es sencillo, barato y natural, "desembuche" enseguida este método, que estoy loco por conocerlo. Y le digo más. Ni bien sepa de alguna persona aquejada por la enfermedad, prometo que aprovecharé la fórmula mágica. Y todavía más: seré su más fiel divulgador, para que nadie más acabe muriéndose del inexorable mal.

—Repito. Es muy sencillo. En el barrio, todo el mundo sabe. En el barrio la fórmula es transmitida, por vía oral, a quien pueda interesar. Sobre todo, no se guarda en secreto. En el barrio, si aparece la enfermedad todos conocen la salida o la solución. Y echan mano de ella, además de lo que les recomienda el médico.

—¡Qué maravilla! Pero... ¡desembuche ya esta fórmula bendita, hombre de Dios! Ya he dicho, estoy impaciente por conocerla...

—Ahí viene. Tome nota: medio kilo de miel de abeja, dos hojas de áloe y tres o cuatro cucharas de aguardiente de caña.

—Explíquese.

—No tengo nada más que explicar, ni agregar. Es lo que acabas de oír. Hay que sacar las espinas de los costados de la hoja y alguna suciedad que la naturaleza podría acumular allí. Se echan los tres elementos —miel, áloe y aguardiente— en la licuadora. Se licúa bien, hasta obtener una especie de crema liviana. Y... está lista la poción que puede ser útil para tratar el cáncer agregándola a la aconsejada por los médicos.

—¡Está bromeando! ¡Es demasiado sencillo para ser verdad!

—Pues, querido amigo, esto es algo muy serio. Ni se me ocurre bromear. Y si piensa que estoy bromeando o burlándome, lo invito a visitar nuestro barrio popular en Río Grande. Allá podrá entrevistar a la negra vieja, buena gente, aunque humilde, ella también "curada" por la citada fórmula.

—¿Y cómo se toma esa crema, o ese licuado?

—Una cucharada de sopa de mañana, otra al mediodía y una tercera a la noche. Siempre antes de las comidas, digamos cuestión de diez, veinte a treinta minutos. Hay que agitar bien el frasco antes de servirse de su contenido. Guardar en la heladera (en el fondo).

—Sí mi amigo, pero si esta fórmula es tan eficiente o milagrosa, ¿por qué no es divulgada? ¡Debería ser anunciada por todo el mundo! Deberíamos contratar espacio en los medios de comunicación, en los programas de más rating y difundir ese descubrimiento, de suerte que nadie más en la faz de la tierra padezca esta implacable enfermedad.

El diálogo se interrumpió en eso, ya que la señal invitaba a la comunidad al recital de Vísperas, la oración de la tarde. Sin embargo, uno de los frailes memorizó la fórmula y salió rumbo al coro, obedeciendo a la señal, decidido a divulgarla, dentro de sus limitaciones, a cualquier costo.

Mientras los frailes en el coro cumplían las Vísperas, la oración oficial de la Iglesia, en la cocina del Provincialato Doña Paulina preparaba el bife, con cebolla frita, jugoso, que con el arroz, producto de la tierra, y varios tipos de ensalada y frutas, componía la frugal cena del Fraile menor en Rio Grande do Sul. Ella, Paulina, en su afán, ejercía su liturgia típica, la cual, como la de los frailes, debía elevarse en dulces efluvios, como pequeños salmos, hasta la presencia del Señor.

Si tú no conoces el áloe ni sabes que hay enorme variedad de tipos (son entre 300 y 400 ya clasificados, sin hablar de cientos todavía no sometidos a estudios), en caso de duda en el momento de elegir la planta, fíjate en la tapa de este libro. Allí encontrarás la respuesta para tu duda.

El tipo de áloe que observamos en la tapa es *Áloe arborescens*, del cual existen 20 variantes dada la facilidad con que se cruzan. Se trata del tipo más difundido entre nosotros. en cuanto a las propiedades medicinales, según afirma el fitotécnico Dr. Aldo Facetti, que me entrevistó durante una hora de programación de la Teleriviera, de la RAI, que cubre toda la región toscana de Massa, Viareggio, Lucca, Pisa, Carrara; como resultado de sus análisis, el *Áloe vera barbadensis miller*, el tipo usado por las industrias, por ser más rico en gel, presenta un 25% del principio activo contra el cáncer, mientras nuestra *arborescens* (mostrada en la tapa del libro) lo contiene en un 7%. A su vez, el Instituto Palatini, de Salzano, Venecia, afirma que el *arborescens* es 200% más rico en propiedades medicinales que el *barbadensis*.

La explicación es simple y una sola: las propiedades medicinales de la planta se encuentran en la hoja y no sólo en el gel, como insiste caprichosamente la industria. Pues bien, el volumen de cáscara en el *arborescens* es mucho mayor que en el *barbadensis*. Además, el *arborescens*, por su modo de ser, queda mucho más expuesto a los rayos solares (se asemeja a un paraguas abierto), mientras que el *barbadensis* proyecta sus hojas en sentido casi vertical, dificultando la penetración de la luz solar.

Si tú quieres conseguir mejores resultados, echa mano de nuestro aloecito común. Y asómbrate con sus efectos.

# 2. DE LA APLICACIÓN DE LO APRENDIDO

Un buen día, al regresar de la asistencia a una capilla del interior, me sale al cruce el herrero de la aldea.

—¿Fray, se acuerda de mi tío Juan de la Horqueta? Está con cáncer en la próstata y, por el momento, internado en el Hospital de Marques de Souza. El caso de él, según el médico, no tiene salida. Dice que es cuestión de unos días. En nombre de la familia, le pediría que vaya a administrarle los sacramentos. Hágalo en cuanto pueda, porque el caso de él es muy grave.

—Antes de todo, gracias por haberme avisado. Claro que iré a llevarle el óleo de los enfermos a aquel hombre. ¡Es notable! Me acuerdo bien, todavía me parece que lo veo participando de la misa en su capilla, el mes pasado, a la izquierda en el primer banco. ¡Me sorprende que hoy me dé noticia de tal naturaleza!

—Pues es así, Fray, usted sabe que esta enfermedad, cuando se manifiesta, casi siempre ya fue lejos...

—¿Su tío está consciente? ¿Usted cree que puedo dejar la atención para mañana?

—Indudablemente. El está muy débil por la enfermedad, pero resistirá hasta mañana, quédese tranquilo. Pero los médicos dicen que no pasa de esta semana. Recién llegué de allá. Y mi conclusión es que la cosa está mal...

—De acuerdo con el turno, mañana daré misa en la capilla de su comunidad. Inmediatamente después de la celebración para el pueblo, iré al hospital, para llevarle la confortación de los sacramentos de la Iglesia. ¿Puede ser así?

—¡Perfecto! Desde ya, muchas gracias y vayamos preparándonos para el final dentro de poco, lamentablemente, ¿no es cierto?

—Sólo Dios sabe cuándo será...

—Es verdad. Pero el caso de mi tío es desesperante. Es inútil cualquier otra tentativa. Su caso no tiene remedio.

—Puedo admitir que sea grave. Para Dios, sin embargo, nada es imposible.

—Claro, bueno, chau. Y gracias.

Al día siguiente, después de la atención en la Capilla de Navegantes, me trasladé al hospital. Doña Gema, la esposa del enfermo, mostrando señales de agotamiento y preocupación ante la gravedad del mal del marido, se acercó a mí a la entrada de la habitación:

—Padre, antes que nada, gracias por haber acudido a nuestro aviso. Después, le pido que le diga a João que él tiene cáncer. Me gustaría que él hiciera una buena confesión, preparándose adecuadamente para la muerte, ya muy cercana. Le estoy pidiendo esto, Fray, porque quiero que mi marido vaya al cielo, después de la muerte.

—Déjelo por mi cuenta, señora. La experiencia, aún en casos serios, me enseñó a tratar al enfermo de la manera que conviene. Trate de mantenerse en calma.

En la habitación, encontré un enfermo en estado de extrema debilidad. Su voz, un hilo que se desvanecía. Aunque yo no me adelanté a aclararle su realidad, él me advirtió que deseaba confesarse, en efecto, haciendo incluso una confesión general, ya que sería la última de su vida. Subrayó que deseaba que fuese bien hecha.

¡Qué notable disposición!, pensé para mis adentros. ¡Qué gratificante para el sacerdote encontrar un penitente en tales condiciones! No es necesario motivar la penitencia, cuando ésta ya existe. No es necesario argumentar, puesto que el pecador muéstrase contrito. ¡Una belleza! ¡Fácil! ¡Menos mal...!

Recibí una confesión de persona contrita donde, si había conciencia de pecado, por un lado, se manifestaba, por otro, confianza irrestricta en la misericordia de Dios. Siguió después la absolución, la bendición apostólica, la unción de los enfermos, los viáticos. En una palabra, se usó lo mejor que la Iglesia ofrece en un caso extremo, como el del Sr. João Mariani.

No juzgué oportuno informar al paciente respecto de su delicadísimo estado de salud, según solicitara su esposa, primero porque había habido una buena confesión, a mi entender. En segundo lugar, yo no era el médico que atendía al enfermo acometido por el cáncer. Y, en tercer lugar, me había venido a la mente la fórmula del preparado que puede curar el cáncer, aquella misma escuchada en aquella rueda de mate en el patio del Provincialato. La repetí para refrescar la memoria: medio kilo de miel de abeja, dos hojas de áloe y tres o cuatro cucharadas de aguardiente. Sonaba fiel a la fórmula original.

En la portería del hospital, despidiéndome de mi parroquiana, que agradeció el servicio religioso prestado a su marido, yo creí oportuno informarle lo que acababa de hacer.

—Doña Gema, su marido quedó bien preparado. Pase lo que pase, recibió todo lo que se puede desear en un caso grave como el de él. En cuanto a su pedido sobre la realidad del estado de su salud, ni hablé del asunto. Pensé que no me competía informarle sobre el diagnóstico médico, siendo como soy lego en materia de medicina. Además, conozco un preparado útil para tratar el cáncer.

—¡Pero Fray, el que tiene cáncer tiene que morirse! Por lo menos, es lo que uno observa por ahí. Creo que usted quiere ser gentil con la familia en una hora tan difícil como la que estamos pasando. Muchas gracias. Nosotros somos realistas. Hay que serlo, aunque sea doloroso. De nada sirve ocultar.

Perdí tiempo explicando a Doña Gema que era posible mejorar el curso de la enfermedad.

En realidad, ella es igual a todas las personas con quienes traté cuando se enfrentan con el caso, empezando por mí mismo. Teniendo en cuenta los ríos de dinero suelto que corren por el mundo, ¿cómo podría una formulita casera, tan ingenua, efectuar el milagro? La mujer se mantuvo firme en su punto de vista y siguió convencida de que su marido se iba a morir de aquello. Y listo. ¡Destino atroz, pero inmutable como una montaña!

Cuando me di cuenta de que no iba a lograr nada, suspendí la discusión de una vez. Creí mejor poner a prueba lo que estaba diciendo, o sea, decidí optar por la acción práctica, dejando de lado teorías y palabras. Era inútil gastar saliva. Se hacía necesario descender a lo práctico, a lo concreto.

Por feliz coincidencia, Rubens, hijo de aquel matrimonio, que había vuelto de la escribanía de Agostinho Basso, para ultimar el papeleo con objeto de evitar el trámite sucesorio del patrimonio, en caso de muerte del padre, me pidió que lo llevara hasta la entrada de su propiedad, a lo que prontamente me mostré dispuesto. Pensé para mis adentros:

—En una de ésas, logro interesar y convencer al hijo de aplicar la receta, ya que no había tenido éxito con la madre. En el trayecto, lo único que hice fue convencer al muchacho de que "¡sí, estaba a su alcance tratar de evitar que su padre muriese de cáncer!" Para tal fin, él, además de cumplir con lo indicado por los médicos, sólo tendría que hacer lo que yo le iba a enseñar. Y expliqué. Y repetí. Y volví a explicar.

Al llegar a su punto de destino, lo hice repetir la lección. Se la sabía al pie de la letra. Y más. Me aseguró que su hermana Rejane, que al día siguiente reemplazaría a su madre, ya cansada, en el hospital, llevaría el preparado, listo, para el padre internado. Satisfecho con las perspectivas de resultado, me despedí del muchacho, deseándole coraje, pero que aplicase la receta.

Recorrí el resto del camino de vuelta a la sede parroquial con la conciencia tranquila, en verdad esperanzado en que, si ellos hacían todo lo que les había enseñado, le salvarían la vida a aquel agricultor.

Reanudé mis actividades de párroco solo en aquellas lejanías. João Mariani, por consiguiente, habría de pasar, como es natural, a un segundo plano en lo que se refiere al interés inmediato de los acontecimientos de rutina. Cuando su figura delgada me volvía a la retina, sin embargo, yo deseaba de todo corazón que la poción surtiera sus efectos.

La semana transcurría como todas las demás. Una linda mañana, quizás unos ocho días después de la unción del enfermo, me encontré con Rejane enfrente a la Municipalidad. Me acordé de su padre enfermo. Inmediatamente me acerqué, curioso por saber cómo iban las cosas. Quería detalles.

—Buen día, Rejane. ¿Qué tal? ¿Cómo está tu padre?

—Buen día. Yo estoy bien, gracias. En cuanto a papá, está muy mal.

—Hace tres días que le dieron el alta, o sea, no tienen más recursos para él...—Y la muchacha tragó en seco ante el peso de la fatalidad, abatida por la impotencia frente al mal.

—¿Pero, ustedes le sirvieron el remedio que receté? ¿Él lo tomó correctamente?

—Si, Fray. Fue hecho como usted mandó y le enseñó a Rubens. Yo misma llevé la poción al hospital. Papá la tomó en la dosis diaria recomendada y sigue tomándola. ¡Pero está tan debilitado! En la cama, parece un pedazo de alambre de púa, perdone la comparación. ¡Qué mal terrible! Esta maldita enfermedad acabó con mi padre...

—Mira, si él tomó el remedio, como me aseguras, quédate tranquila que va a dar resultado. Lo difícil es cuando las personas se niegan a ingerir el remedio.

—Vea, Fray, pasó algo raro. ¿Usted sabía que él tenía aquella pelota a la altura del bajo vientre, no es cierto?

—No, no sabía.

—Sí, una bola del tamaño de una pelota de tenis. ¡Pues esa pelota desapareció!

—¡Ah, entonces tengo que felicitarte, mi querida, porque tu padre se encuentra mejor! ¡Tu padre ha mejorado! Si no, ¿cómo podría haberse reducido aquella pelota? Al contrario, debería haber aumentado más y más... En otras palabras, el remedio surtió efecto. ¡Viva! Tu padre seguirá mejorando, créeme. Después de unas semanas de convalescencia, tu padre se va a unir al grupo, como lo hizo otros años, para efectuar la cosecha. ¡Ya lo verás!

Y en verdad así fue. João Mariani volvió a alimentarse mejor, lentamente. En pocos días dejó el lecho. Empezó a caminar por la habitación. Apoyándose en la pared, logró llegar a la cocina. Sin tardanza, volvió al patio, al contacto con sus animales domésticos.

Cosechó las primeras espigas de arroz de la sequía que amarilleaban, caminando por la plantación. Comió de los primeros cítricos de la estación. Chupó caña de azúcar con la misma fruición que lo hacía en los tiempos de niño.

Con el pasar de los meses, además de ayudar en la cosecha de aquel año, al pasar del otoño al invierno, labró la tierra con buey y arado, como lo había hecho desde siempre, para las siembras de la primavera.

Y João Mariani vive hoy sus ochenta y pico de años (nacido en 1913), en pleno uso de sus facultades. Él es una de las muchas personas que superaron el cáncer, ingiriendo el preparado que presentamos en este libro, además de los remedios que le recetaron sus médicos. Puede ser que alguien dude, pero el hecho de que João Mariani esté vivo hasta hoy, a pesar de haber padecido de cáncer, constituye prueba inequívoca de la victoria de este complemento alimenticio sobre el terrible mal.

Como João Mariani, hay numerosas otras personas, hombres y mujeres, que lograron rehacerse, claro está que cada cual con su historia, historia que, mutatis mutandis, es la del primer paciente cuya curación orienté y cuyo éxito me hizo creer en la eficacia de esta fórmula en el combate contra el cáncer.


Planta un pie de áloe en el fondo de tu patio y, como respuesta, tendrás acceso a una formidable farmacia que el buen Dios pone a tu disposición.

Si tú vives en departamento, planta tu pie de áloe en una maceta y ponlo al sol que entra por la ventana. Podrás gozar de todos los beneficios de esta planta.

¡No depredes la naturaleza! Si has cortado o arrancado una rama para aprovechar sus hojas, plántala, aunque sea días después de haberla sacado. Prende con facilidad y tú tendrás tu ejemplar de aloé, verdadera fortuna al alcance de la mano.

# 3. LA FÓRMULA

1) A quien pudo seguirme hasta esta altura, no necesitaría repetirle que yo había aprendido la fórmula mateando con los compañeros. De oído. Era posible que no la hubiera retenido correctamente, en especial frente al impacto de aquella revelación espectacular. "¡El cáncer puede mejorarse!" Siempre que se transmite un mensaje oral, se corre el riesgo de que no sea bien captado, ya sea por deficiencia de quien comunica, o por limitaciones de quien recibe. Algo propio de las humanas imperfecciones. ..

Sea como fuere, lo cierto es que comencé enseñando a usar la fórmula aprendida, empleando dos hojas de áloe, medio kilo de miel de abeja y tres cucharas de aguardiente. Durante muchos años estuve enseñando a emplear tales ingredientes. Eran, sí, satisfactorios, pues había resultados, resultados positivos, semejantes a lo narrado en el capítulo anterior. Por lo tanto, no veía razón para modificar la fórmula que estaba surtiendo efecto.

2) Había leído, más tarde en A *farmácia da natureza*, de la Hermana María Zatta, edición de 1988, en la página 14, la misma receta para la *"curación del cáncer"*, aunque con variantes. He aquí la receta transcripta, tal cual se encuentra en dicho libro: "recoger de mañana temprano o después de la puesta del sol 2 hojas de áloe; lavarlas y cortarles las espinas. Picarlas y batirlas en la licuadora con *1 kilo de miel y con 2 cucharadas de aguardiente de caña* (la bastardilla es nuestra). Tomar 2 cucharadas 2 veces por día durante diez (10) días. Después suspender durante 10

días y seguir así hasta quedar curado. *Para evitar el cáncer,* la receta es la misma, pero sólo hay que tomar 2 cucharadas por día durante 10 días. Hacer esto una vez al año.» La nueva edición de *A farmácia da natureza,* 2a edición, 1993, revisada y ampliada, página 20, modifica algún detalle: "Recoger de mañana temprano, o después de la puesta del sol, 2 hojas de áloe. Lavarlas y cortarles las espinas. Picarlas y batirlas en la licuadora, con un kilo de miel y dos cucharadas de aguardiente. Tomar dos cucharadas, 2 veces al día, durante 10 días. Después suspender por 10 días y, así, seguir hasta quedar curado. No tomar en ayunas. Para evitar el cáncer, la receta es la misma, debiéndose tomar solamente 2 cucharadas por día, durante 10 días. Hacerlo una vez por año".

3) Cuando vine a constituir el Equipo de Pastoral de la Salud de la Parroquia de San Antonio, en Pouso Novo, Rio Grande do Sul, Doña Gládis Lavarda, integrante del grupo, disponía de un polígrafo en el cual constaba la fórmula del tratamiento del cáncer, a su vez, presentando también variaciones y muy significativas, como se puede observar. Más tarde supe que tal receta fuera retirada del libro *"Saúde através das plantas",* de Paula César de Andrade dos Santos, Ediçoes Mundo Joven, p. 37 a 38. Dice lo siguiente, bajo el título "Recetas generales", en el vocablo "cáncer":

**Ingredientes:**

3 hojas grandes de áloe,
1/2 kilo de miel,
1 cucharada de aguardiente.

**Preparación:**

Para preparar el remedio del cáncer, es necesario seguir estas reglas:

—la planta de áloe debe tener por lo menos 5 años de vida;

—recoger el áloe en la oscuridad;
—después de cinco días sin llover;
—no recoger con rocío;
—preparar en la oscuridad;
—preparar apenas recogido;
—guardar en frasco oscuro en la heladera.
—tomarlo en la oscuridad.

**Observación:** el motivo de evitar la luz (claridad) es que el áloe contiene una sustancia que reacciona al cáncer y, al entrar en contacto con la luz, pierde automáticamente su efecto.
—limpiar el áloe con un paño seco;
—cortar y batir en la licuadora, agregando la miel y el aguardiente.

**Cómo tomar:**
Para evitar el cáncer, toda persona debería tomar, por lo menos una vez al año, una cucharada de las de sopa, 3 veces al día, durante 10 días.
—para curar el cáncer, tomar 2 cucharadas de sopa 3 veces al día, durante 10 días; suspender por 10 días y tomar 10 días más, y así sucesivamente, hasta obtener la curación total.

**Observación:** la cura del cáncer será conseguida con éxito cuando se encuentre en la fase inicial, pues cuanto más viejo, más difícil será curarlo.

4) En la misma época, me vino a las manos el libro "Saude pela Alimentaçao", de Fray Adelar Primo Rigo, con otras variantes en la receta, siendo la de él más parecida a la de la Hermana María Zatta, como se puede comparar. Hela aquí:

Miel, áloe y aguardiente de caña" —Recoger de mañana o después de la puesta del sol 2 hojas de áloe. Lavarlas y cortarles las espinas. Picarlas y batirlas en la licuadora con un kilo de miel y dos cucharadas (de sopa) de aguardiente.

Tomar: dos cucharas de las de sopa 2 veces al día durante 10 días. Después suspender por 10 días y seguir así hasta quedar curado.

Para tratar de evitar el cáncer la receta es la misma, pero sólo hay que tomar 2 cucharadas de sopa durante 10 días. Hacer esto una vez al año.

5) En octubre de 1995, en el actual Provincialato de los Frailes Menores, en la Av. Jaca Batista, 330, Barrio Ipanema, de Porto Alegre, con gran alegría, conseguí una fotocopia de la fórmula original, la misma que yo había oído en el fondo del viejo Provincialato, en la calle Sao Paulo, 740, Barrio Santana, Porto Alegre. Esa fórmula pasada de mano, entre la gente sencilla, en los suburbios de Río Grande, el puerto marítimo de Rio Grande do Sul, hasta que Fray Arno Reckziegal la anotó en un papel de panadería. Por orden cronológico, trátase de la más antigua. Como puede observarse, tiene sus variaciones, como las demás. Aquí está:

**Remedio/Cáncer:**

1 ) Dos hojas de áloe, lo más viejas posible (4-5 años), recoger fuera del horario de sol (por la mañana o a la noche), después del 6° día desde la última lluvia.
2) Sacar las espinas, picar y poner en la licuadora.
3) Agregar una taza de miel.
4) Una cucharada de aguardiente.
5) Guardar en la heladera.
Modo de usar: una cucharada de sopa 3 veces al día (preferiblemente antes de las comidas), 10 días seguidos, suspender 10 días y empezar de nuevo.

Si tú estás tomando remedios recetados por tu médico, o necesitas someterte a radioterapia, quimioterapia o similares, nada impide que, concomitantemente, sigas el tratamiento con áloe.

# 4. LA FORMULA DEFINITIVA

Si la fórmula que yo aprendiera de oído había ayudado a curar a João Mariani y a muchas otras personas, durante un período de por lo menos cinco años, juro que me sentía apegado a ella. Jamás había pensado en abandonarla, por ejemplo, optando por la fórmula indicada por la Hermana María Zatta, aunque considerara a esta religiosa del Inmaculado Corazón de María una autoridad en la materia y persona de amplia experiencia, verdadera computadora ambulante en materia de recetas. Tampoco me animaba a adoptar la fórmula incluida en el polígrafo traído por Doña Gládis Lavarda.

En una palabra, yo tenía una experiencia personal que había dado resultado en muchos casos ¿De qué datos disponía para cambiar la fórmula o adoptar otra? No habiendo prueba en contrario, la que estaba en uso era satisfactoria. ¿Si adoptase una segunda, en qué datos podría basarme para confiar en su eficacia o negarla? Experiencia concreta, yo tenía sólo de aquella fórmula que habitualmente usaba y transmitía a otros por vía oral.

Confieso, sin embargo, que al final cambié la fórmula primitiva. Y lo hice por motivos prácticos. Fundamentalmente, todo se resume a un único punto, a saber: el remedio, preparado según la fórmula seguida hasta entonces, resultaba demasiado dulce y daba cierta repugnancia, sobre todo a las personas que tenían problemas de hígado. ¿Cómo enfrentar el problema y solucionarlo?

Ante todo, me tomé el trabajo de comparar las varias fórmulas entre sí. Observé las variantes. Todas presentaban diferencias notables, algunas bastante significativas. Yo no optaría por ésta en detrimento de aquélla, sin buenos fundamentos. Eché mano de la experiencia, que es la maestra de la vida. Solamente ella me enseñaría, con seguridad y objetividad, cuál sería la fórmula ideal.

Y hablando de vida, mi resistencia a cambiar de receta se fundaba, justamente, en la información errónea de que el áloe es planta tóxica. Es comprensible que, si eso fuese verdad, reforzar un poco más la dosis podría ser fatal. Pues la vida es, en realidad, el don mayor, y por eso el más serio. Indudablemente no se puede tomarla a la ligera, jugando o poniéndola en peligro, sin motivo justo. Mucho menos me atrevería yo a hacer experiencias en seres humanos.

Observando hechos nuevos, en lo cotidiano, llegué a juntar coraje y renuncié a la vieja fórmula por la cual sentía tanto apego, porque siempre había servido.

Puedo afirmar que la modificación o cambio sucedió por casualidad.

El primer hecho que me impulsó a cambiar fue la cura del secretario de la Escuela de la Tierra Santa, de Belén, Israel, que padecía cáncer en la garganta. Yo me enteré de que él había perdido la voz hacia meses, y no se comunicaba sino por cuchicheos. Al tener conocimiento, a través del entonces director del Centro de Educación, Padre Rafael Caputo, OFM, del real estado de salud del profesional, ofrecí mis servicios para intentar hacerle recuperar la salud y, con el tiempo, quizá reasumir su actividad de rutina en el Colegio.

Preparé el remedio, siguiendo mi fórmula tradicional, o sea, dos hojas de áloe, medio kilo de miel y la bebida destilada.

Terminado el contenido del primer frasco, ingerido en unos quince días, siguió el segundo, aunque precedido de análisis médicos. La revisión permitió inferir que el preparado había detenido el rápido progreso del mal, o sea, los análisis realizados antes de tomar áloe y los realizados después de la dosis de quince días presentaban prácticamente los mismos valores. Entusiasmada con el resultado positivo (¡al menos el mal no se había extendido!), la hija Mary, esposa de médico, tal vez en el afán de librar al padre de aquel mal, preparó el próximo frasco, utilizando *tres hojas de áloe*, bien grandotas, batiéndolas en la licuadora con medio kilo de miel y la bebida destilada. Observando el espacio de una semana de interrupción, ella aplicó la tercera dosis. Resultado: el enfermo, después de dos meses incompletos de duración del tratamiento, emitía los primeros sonidos, lo que evidenció su mejoría.

Para concluir el relato de este caso, a título de información sepa el lector que la Escuela volvió a contar con los servicios de su antiguo secretario. En el momento que escribo estas líneas, ya pasaron cuatro años desde que él reasumió su puesto. Y según testimonio de la Hermana Verônica Mancadori [Scuola Materna, 53-09039-Villacidro-Provincia de Cagliari, Italia-teléfono (070) 932311], entonces profesora en el Establecimiento de Enseñanza, que conociera al paciente hacía más de quince años, su voz estaba mejor que nunca...

Una segunda experiencia que me estimuló a modificar la vieja fórmula, tan querida, y con fundamento en la experiencia, fue la intervención de Shucri, el chofer las Hermanas de Aida Franciscanas del Inmaculado Corazón de María. Al tener conocimiento de personas que habían sido mejoradas o posiblemente curadas del cáncer por el remedio que receto, él juntó coraje, venció su natural timidez y me pidió que le preparase una dosis para su cuñado, aquejado por un tumor en la garganta, ya con una enorme herida expuesta en el cuello. Claro que le entregué el frasco, deseando que salvara la vida de su ser querido.

Animado por el efecto del primer tratamiento (¡la herida externa había cicatrizado!), él aplicó una segunda remesa. Pero esta vez, por iniciativa propia, él mismo quiso preparar la poción. Trituró cuatro *hojas de áloe*, siempre conservando la misma cantidad de miel y bebida destilada.

Ante mi curiosidad por saber cómo habría preparado esta segunda dosis, el me dijo que había metido cuatro hojas de áloe. Yo le objeté:

—Pero yo te había instruido que debían ser dos hojas...

—Sí, ya sé.

—¿Entonces por qué doblaste la dosis?... ¿Y después, si tú me matas al sujeto, qué te parece?

—¡Nada de eso, Fray! ¡Quédese tranquilo! El hombre recuperó la voz. Está hablando como antes. En cuanto a las hojas, como eran un poco menudas y finas, puse cuatro en la licuadora... ¡pero para compensar reforcé un poco la dosis de araq (bebida destilada árabe)!

—¡Bien!, dije, condescendiente, si el enfermo sanó, se deduce que, si la planta es tóxica, no lo es en la cantidad que tú empleaste... Reconoce que exageraste con la bebida y duplicaste la cantidad de hojas... ¿Te parece bien?

Y fue desde la experiencia basada en tales hechos que yo junté coraje para cambiar la fórmula recibida de oídas, y también observando las variaciones de otras fórmulas que llegaron a mi conocimiento. En mis andanzas, en contacto con otros pueblos y culturas, descubrí que el áloe no debe ser tan tóxico, por ejemplo, como por cierto es cáustico el euforbio, planta también usada para combatir el cáncer. Supe que los mejicanos usan el áloe como ensalada. En Venezuela, ingieren el gel de la hoja del áloe en el desayuno, agregando unas gotas de miel para suavizar el amargor. Siendo así, parece que la tan mentada toxicidad del áloe no es tan alarmante. De cualquier manera, siempre vale la vieja sabiduría; es en la dosis que reside el límite entre el remedio y el veneno. La prudencia siempre debe ser la justa medida. En cuanto a eso, el lector puede tranquilizarse. Volveremos al asunto exhaustivamente, demostrando que el áloe no es tóxico, como se afirma por ahí. Si te interesa, puedes leer el capítulo aparte sobre el tema.

Después de diez años de experiencia en el Brasil, en el Oriente, como también en Europa (sobre todo Italia, Suiza, Portugal), me atrevo a recetar la fórmula de la siguiente forma, sin miedo de equivocarme:

1) Medio kilo de miel de abeja (¡cuidado con la miel artificial, refinada, y con las falsificaciones en general!).

2) 40 a 50 ml de bebida destilada (aguardiente de alambique, whisky o coñac, etc.; no sirven alcohol puro, vino, cerveza, licores); 40 a 50 ml es una medida de whisky, una "copita", una tacita de las de café.

3) Dos, tres o cuatro hojas de áloe, según la longitud de las mismas (dos, si son de 50 cm; tres, si son de unos 35 cm; cuatro si son de 25 cm) para dar un total de, aproximadamente, un metro, si son colocadas en fila india.

La persona que vaya a preparar su poción en casa no necesita ser muy meticulosa. Los tres elementos deben llegar a una cantidad aproximada de lo que se recetó más arriba. Exagerar un poco o faltar en un detalle ciertamente no pondrá en peligro la eficiencia del preparado. Por lo tanto, evita buscar medidas precisas, como balanza o metro. Aprende a preparar tu remedio, libremente, como si se tratase de preparar un cantero para plantar flores u hortalizas. Usa el ojo, en base al sentido común, evitando exageraciones. Lo esencial es que tales elementos estén en la elaboración del brebaje. Es la amalgama de los elementos lo que redundará en los efectos deseados.

El conjunto de los tres elementos se pone en la licuadora. Ocúpate de retirar el polvo u otra suciedad que la naturaleza, eventualmente, podrá acumular sobre las hojas del áloe. Usa trapo viejo, seco o húmedo, o esponja, evitando lavar (puesto que el agua no interesa en este preparado).

Con instrumento cortante, afilado, corta las espinas de los bordes de las hojas, pasando el cuchillo suavemente de arriba hacia abajo, en un zas. Para ayudarle al aparato, pica las hojas, como se acostumbra al preparar un jugo de melón, por ejemplo.

Batir bien, triturando todo el material. Después de más o menos un minuto (depende de la rotación impresa al aparato), se obtiene una especie de crema verdosa. Listo. ¡Sí! Está listo el remedio que puede hasta curar el cáncer.

Vimos que no hay unanimidad entre los autores en cuanto a la composición exacta de los ingredientes para la elaboración del remedio y, creyendo que cada persona haya tenido experiencia personal de lo que sugiere, aconsejaría al lector que elija la mejor variante de la fórmula, o sea la que esté más a su gusto, más dulce, menos dulce, ya que en lo que se refiere a la cura, que es lo esencial, o el objetivo final a ser alcanzado, todas prometen proporcionarla... Es fundamental, por tanto, preparar el remedio usando los ingredientes citados, observando las proporciones aproximadas.

Entonces, lector, toda vez que haya alguien con problema de cáncer, si será con *una hoja de áloe* en medio kilo de miel y la bebida destilada o *dos, tres o hasta cuatro o más,* considérate libre al elegir. Sin embargo, no dejes de hacerlo: *Plus vel minus non mutat speciem.* Ahora, poner en práctica la fórmula puede ser la oportunidad, ofrecida al enfermo, de recuperarse. Tú juegas un papel en esa lucha. Tú decides.

Nota: mientras dactilografiaba estas páginas, tuve en manos el folleto *Saúde básica - Remédios caseiros,* elaborado por la Hermana Flavia Birck, cuaderno que sirve para la Acción Social Diocesana de Santa Cruz do Sul.

Específicamente sobre la receta del áloe para tratamiento del cáncer, presenta una variante que creí oportuno señalar, dada la abundante cantidad de la planta. En la página 9 encontramos:

**Jarabe** (¡no se trata de jarabe!) de **Áloe**:
—2 hojas grandes de áloe
—1/2 kg. de miel
—2 cucharadas de aguardiente
**Preparación:** sacarle las espinas al áloe y picarlo. Agregar la miel y batir en la licuadora hasta formar una crema, agregando el aguardiente. Guardar en la heladera.
**Dosis:** tomar una cucharada de sopa en ayunas, antes del almuerzo y antes de la cena (preventivo de cáncer).
**Cura del cáncer:** tomar la primera dosis durante 10 días. Suspender 10 días. Repetir la dosis.

En la página 19, bajo el N° 19 "Cáncer: evitar, usando alimentación natural. Emociones positivas. Solución de problemas. Perdonarse a sí mismo y a los otros.

***Receta:*** batir en la licuadora 2 hojas picadas (1/2 kg) de áloe, sin las espinas. Agregar 1/2 kg. de miel y 2 cucharadas de sopa de aguardiente. Batir hasta que se forme un crema. Dejar en frasco oscuro en la heladera

1 cucharada de sopa de mañana y a la noche, durante 10 días. Suspender 10 días y repetir 10 días."

Si tú padeces cáncer, durante el tiempo que estés ingiriendo el contenido de tu frasco de áloe (dura unos 15 días), apresura tu victoria sobre el mal evitando consumir carne de cualquier tipo así como derivados de animal. Reemplaza la carne, con ventaja, por frutas, hortalizas, verduras, cereales y derivados.

# 5. POSOLOGÍA (CUÁNTO TOMAR)

Vimos en el capítulo anterior que no hay unanimidad en cuanto a la cantidad justa de los ingredientes que se utilizan en la elaboración del remedio. Y tú habrás observado que hay diferencias sustanciales entre una variante y otra. Para refrescar la memoria, vale recordar que se pasa de un extremo de *dos hojas de áloe en un kilo de miel* al otro extremo de emplear *tres hojas de áloe en medio kilo de miel.* Es mucha la diferencia entre una propuesta y otra.

Iguales diferencias hallamos cuando los autores nos enseñan a tomar el remedio, o sea, la cantidad, tanto para la cura del cáncer como en el caso de usar el remedio como preventivo. Si no, sígueme con paciencia:

• La Hermana María Zatta, en su libro *A farmácia da natureza* dice textualmente sobre el asunto: "tomar 2 cucharadas 2 veces por día durante 10 días". Esto es, si la persona tiene cáncer. En otro párrafo había de la psicología para evitar el cáncer: "para evitar el cáncer la receta es la misma, pero hay que tomar sólo 2 cucharadas por día durante 10 días. Hacer esto una vez por año".

• Paulo César de Andrade dos Santos, a su vez, en su citado libro *Saúde através das plantas,* en la página 38, bajo el título "Cómo tomar", afirma: "Para prevenirse contra el cáncer, toda persona debería tomar, lo mínimo una vez por año, una cucharada de sopa tres veces al día, durante 10 días. Para tratar el cáncer, tomar dos cucharadas 3 veces al día, durante 10 días, suspender 10 días y tomar 10 días más y así sucesivamente, hasta conseguir la curación total".

Cómo vemos, hay diferencias notables entre los autores en el caso de fórmulas escritas. ¡Imaginemos entonces las variaciones que deben ocurrir cuando la fórmula es transmitida oralmente, de generación en generación!...

En mi caso, los pacientes me mantienen informado por teléfono.

Así, la Hermana Arcángela, de Roma, con cáncer metastásico, tomó el preparado durante *75 días ininterrumpidos*, a pesar de ser advertida sobre la importancia de la pausa de una semana, como mínimo, después de terminar el contenido del frasco. Justificó su procedimiento, desesperada, con el afán de buscar la cura. Ella vio en el preparado su única tabla de salvación. Resultado: ¡el cáncer desapareció! Hoy trabaja como voluntaria en un hospital en Trastévere, en la Ciudad Eterna.

La Hermana Helena, una libanesa, carmelita de vida activa, que vive y actúa en la ciudad portuaria de Haifa, Israel, metió *750 gramos de masa de áloe y* la bebida destilada (araq) en *500 gramos de miel*. Me llevé un susto tremendo ante tal exorbitancia. Ella me tranquilizó: el paciente que ingirió esa dosis mejoró notablemente.

Jerónimo Giácomo [Via Venero, 122 (Villa Elisa)—teléfono (091) 640.4204- Monreale, Palermo, Italia)], con cáncer en el hígado, a quien le quedaban pocos días de vida, toma su generosa cucharada del preparado, *sin interrupción*, hace ya dos años. Es la salida que encontró para controlar el mal, pues no logra extirparlo ni duplicando la dosis (ya hizo la prueba).

Si los autores disienten en la cantidad, sea en la composición del medicamento o en la indicación de la dosis en que debe ser ingerido, todos son unánimes en los tres ingredientes de la composición. Estos no pueden faltar.

Más adelante daremos algunas aclaraciones, también con la intención de explicar la citada fórmula sobre bases científicas. ¿Acaso la práctica popular, con todas sus variantes, halla respaldo científico? Más aún, ¿la ciencia ayuda a dar confiabilidad a la fórmula o ésta no es más que un producto de la credulidad popular? ¿Cuáles son los resultados al someter los ingredientes a pruebas de laboratorio?

Una vez obtenida la garantía de una seguridad científica, con su pleno aval, con respecto a tales ingredientes y los efectos que pueden causar en el organismo humano en la curación o prevención del cáncer, quizá podamos, con la práctica, llegar a una unanimidad que hasta hoy no ha sido conseguida en la experiencia popular, tanto en relación a la cantidad de los ingredientes en la composición del medicamento, como a la necesidad o no de establecer diferencias de posología tratándose de cura o de prevención de la enfermedad.

Si tú eres diabético y temes que la miel, no siendo genuina, pueda agravar tu problema, tritura el áloe y la bebida destilada de tu preferencia, usando un batido de fruta o verdura para crear el contraste (en lugar de la miel).

En cuanto a la miel, a propósito, hay personas que son alérgicas al producto. En ese caso, esto es, si la persona es alérgica a la miel, podrá sufrir inflamación de vientre. Evita el problema reemplazando la miel cada vez que sirvas el preparado, como lo hace el diabético, por fruta, legumbres o verduras.

Nota Bene: ya preparado el medicamento, y puesto en reposo, necesariamente la miel, elemento más pesado de los tres, obedecerá a la tendencia de depositarse en el fondo del recipiente; la espuma del licuado quedará ocupando la parte superior. Antes de servirte el preparado, entonces, no dejes de agitar bien el frasco, a fin de mezclar los ingredientes.

Imagino que tendrás muchas preguntas para hacer. Abrimos el presente espacio para un largo diálogo, como un verdadero ping-pong. El material proviene de las dudas surgidas por teléfono y en vivo en las conferencias realizadas.

La receta para curar el cáncer, o prevenirse contra él, podrá parecer ingenua. Simplona. Estoy de acuerdo. O, como decíamos en aquella mateada, se asemeja al descubrimiento de la pólvora, o al "huevo de Colón". Aun así, me atrevo a agregar algunas explicaciones, a modo de aclaración. Me tomo la libertad de proponer preguntas que el lector tal vez desearía formular. Podrá no ser precisamente ésta tu curiosidad o duda, pero no debe andar lejos. Imagínate formulando preguntas...

—*¿Por qué se incluye la miel de abeja en la elaboración del medicamento? ¿En su lugar, a falta de ella no se podría usar, por ejemplo, el azúcar?*

—Úsase miel de abeja genuina, con sus atributos, porque este producto es considerado, desde tiempos inmemoriales, como óptimo alimento. La miel alcanza hasta los puntos más distantes de nuestro organismo. Es en este vehículo que el áloe viajará, a fin de barrer, por el camino que recorre, las impurezas que encuentre por delante. En el proceso se realiza una limpieza general de todo el organismo, sobre todo en la sangre, lo que puede traer la ansiada mejoría del cáncer, como de otras enfermedades relacionadas con él, como por ejemplo reumatismo, artrosis, etc. La sangre, como sabemos, es vital para el cuerpo humano. Desempeña idéntica función que la gasolina en el motor a explosión. Sabemos que el motor se arruina y falla cuando el combustible que lo mueve es impuro o de baja calidad. Lo contrario también es verdad: un motor funcionará mejor y durará más cuando se inyecte calidad en el combustible. Entiéndese, por tanto, que una sangre purificada sea responsable directa de la salud del organismo y, por consiguiente, por la vida de la persona. Pues bien, ingiriendo nuestro medicamento tú estarás invirtiendo en tu salud, inyectándole calidad, prolongando la vida, porque trataste de mejorar su condición. Se entiende la importancia de proceder a una limpieza, una vez por año. Se trata de mantenimiento, que es una necesidad. Considérate un suertudo por no ser víctima del cáncer. Pero es mejor que te prevengas contra él, y te libres de otros achaques, preparando tú mismo tu dosis de áloe, por lo menos una vez al año.

—*¿Por qué la bebida destilada pasó a formar parte de los ingredientes que componen este preparado?*

—La bebida destilada en sí podrá parecer el elemento menos importante de los tres y hasta prescindible. La primera explicación que me dieron fue la siguiente:

Allá, en sitios recónditos, en los rincones adonde todavía no llegó la electricidad, la gente no tiene heladera. Sin aparatos electrodomésticos, el medicamento podría deteriorarse. La bebida destilada tendría la función de conservar el medicamento sin que se ponga agrio. Explicación comprensible.

Más tarde, recogí un comentario curioso, más refinado: la función de la bebida destilada sería la de dilatar los vasos sanguíneos. Para hacerme entender mejor, ilustraron tal función, refiriéndose al hecho de que los médicos, al tratar pacientes con problemas de circulación, recetan una medida de whisky, como forma de corregir tal deficiencia. También consideré lógica la explicación. Con el ejemplo dado, me pareció entender mejor la función de la bebida destilada. Llegué a comprender que en personas de edad, por ejemplo, dilatados sus vasos sanguíneos, resultaría acelerada la faena de limpieza efectuada por el áloe y la miel.

Últimamente supe, fruto de investigaciones científicas, la real función de la bebida destilada, que no se incluye en vano, o por capricho, como tercer elemento del preparado. Cabe la siguiente explicación: cuando se pica la hoja del áloe, escurre un líquido viscoso, verdoso, amargo y rico en propiedades medicinales, llamado aloína. El organismo humano no lo absorbería integralmente si no estuviese disuelto en la bebida alcohólica. Queremos subrayar que las dos primeras explicaciones no son carentes de sentido. Tienen su valor, sí, en especial la segunda, de que dilata los vasos sanguíneos, bien como la primera, la de conservar la crema, aun fuera de la heladera, en un armario o una mesa de noche, al abrigo de la luminosidad, sin que se descomponga.

Por hablar de bebida destilada, subrayemos que cualquiera puede servir, como nuestra *cachaça* (Brasil), *coñac o whisky, tequila* (Méjico), *grappa* (Italia), *bols* (Holanda), *araq* (Palestina y países árabes), entre otras. No se usa vino ni cerveza, porque son bebidas fermentadas, con menor concentración de alcohol, por lo que sería necesario, en ese caso, un volumen mayor. Licores de cualquier tipo quedan descartados, porque son producidos en base a azúcar.

—*¿Qué es el áloe?*

—Internacionalmente, es conocido como *Áloe*, con la variante áloes, planta suculenta, medicinal, de la familia de las liliáceas (*Áloe succotrina, Áloe vera, Áloe humilis, Áloe perfoliata Áloe vulgaris, Áloe barbadensis, Áloe arborescens, Áloe ferox, etc.*), semejante al ananá, aunque más pequeña. Sus hojas gruesas son orladas de espinas en diente de sierra de ambos lados. Al ligero toque de objeto cortante, deja escurrir, de su hoja verde, un líquido lento (que se asemeja a la baba que sale de la boca del buey cuando éste mastica espiga de maíz, raíz de mandioca u otro objeto duro, de allí que sea llamado "babosa" en Brasil, por recordar la baba que escurre de los belfos del buey), de fuerte olor característico, verdoso, viscoso o grumoso, amarguísimo. En los países de lengua española la planta es conocida como sávila, con innumerables variaciones.

"Áloe" viene del árabe. Del árabe pasando por el griego y el latín, llegó hasta nosotros, para dar nombre científico a la planta. En la lengua original, significa amargo y brillante o transparente, porque cuando se remueve la cáscara, el gel interno se parece a un bloque de hielo lavado.

Las hojas de esta planta pueden variar, en tamaño, de veinte a sesenta centímetros, según la calidad del suelo, la mayor o menor abundancia de agua y su exposición al sol.

Del centro de la planta sale un tallo o asta, cuya extremidad superior se cubre de flores, yendo del blanco, pasando por el amarillo y llegando al anaranjado y rojo, según las numerosas variedades. Las flores surgen al final del otoño entrada del invierno, durando hasta el fin de la estación. El áloe común (*arborescens*) da flor anaranjada.

Las hojas, gruesas, rechonchas, participan, en estado adulto, de la composición de nuestro remedio. Si nos tomemos el trabajo de raspar la cáscara verde (envoltorio), de la operación queda una parte carnosa, flexible, fláccida, semejante, por el color, a un cubo de hielo que ha sido lavado, o sea transparente cual bloque de vidrio mojado.

¿Te cansaste de tantas y largas características? El objetivo es ayudar a identificar la planta. Esto es fundamental siempre que se acude a la naturaleza y se quiere preparar un té. En el caso del áloe, existen cientos, tal vez hasta miles de tipos diferentes. ¿Acaso todos sirven, esto es, todos son igualmente medicinales? ¿Algunos lo son más, otros menos? ¿Todos son igualmente portadores del principio activo contra el cáncer?

Ante la duda, en ocasión de mi visita al Jardín Botánico de Palermo, en Sicilia, Italia, desafié al director Francisco Maria Raimundo a que sometiese a análisis los 140 tipos diversos de Áloes existentes en el parque, con el auxilio de un fitotécnico. Prometió atender mi pedido, pero todavía no me envió los resultados de sus estudios. Hace mucho que me gustaría encontrar solución para el caso. La respuesta simplificaría todo. ¡Imagínate si todos los tipos de áloe fuesen igualmente medicinales!... No habría margen de error.

Mientras no surjan datos o experiencias fidedignas para ulteriores afirmaciones, sigo usando el tipo de áloe que todos conocen como tónico capilar, sobre el cual tengo amplia experiencia. Ese tipo de áloe, cuando a él se acudió, siempre respondió bien. ¿Hay tipos de mayor capacidad medicinal? ¿Hay algún tipo que sea más tóxico, y hasta qué punto? Todo es materia virgen, pendiente de estudio.

A la familia de las liliáceas pertenecen el ajo y la cebolla usados todos los días en nuestra cocina.

—*¿Por qué tomar el medicamento antes de las comidas?*

—Antes de las comidas, las pepsinas, enzimas del jugo gástrico, capaces de hidrolizar proteínas, cuya función es ayudar en la digestión de los alimentos, están ávidas por entrar a ejercer su función. Con el estómago vacío, encuentran todas las vías desobstruídas, facilitando su funcionamiento y posibilitando el transporte del medicamento hasta los puntos más lejanos del organismo. Es fundamental, pues, que se tome el remedio antes de las comidas, momento en que las pepsinas están impacientes por entrar en campo y trabajar para el conjunto. Si tú, al contrario, tomas el medicamento después de una comida, entenderás que las pepsinas están extenuadas por todo el trabajo que tuvieron con la comida y que, a esa altura, están pidiendo una tregua o merecido descanso. Tomar el remedio después de las comidas sería hacer peligrar su eficiencia.

—*¿Por qué la hermana María Zatta y otros autores aconsejan recoger las hojas de áloe de mañana, antes de salir el sol, o a la tarde, después de la puesta del sol?*

—Porque sin la presencia del sol, no se hacen presentes los rayos ultravioletas e infrarrojos, perjudiciales para las plantas expuestas cuando son usadas por sus propiedades medicinales. ¡Instrucción sabia ésta de la religiosa, medida prudente que se debería observar en relación a las demás plantas y hierbas medicinales, cuando son cosechadas para tal finalidad! El motivo específico por el que se ha de evitar la luz o claridad es que, en el áloe, encuéntrase una substancia que reacciona con el cáncer y que, al contacto con la luz solar, o aun con la luz artificial, corre peligro de perder su efecto o el principio activo que la planta posee contra tal enfermedad.

*—¿Se debe evitar recoger las hojas de áloe enseguida después de la lluvia?*

—Sí. La lluvia, dada la gran adiposidad de la planta, penetra en las hojas. Y el agua en cantidad no interesa en la preparación del remedio. La planta ya contiene más de 95% de agua. Recoger las hojas una semana después de la última lluvia ya sería suficiente.

Idénticos cuidados serían aconsejables en cuanto a las hojas expuestas a la polución, como las que están plantadas al margen de rutas muy transitadas, cerca de cloacas, en salas donde se fuma. Las hojas del áloe absorben los elementos tóxicos existentes alrededor, dada su natural porosidad, por lo que se tornan absolutamente contraindicadas para la elaboración del medicamento. ¡Agua, tóxicos, hay que evitarlos! Escójanse, siempre que sea posible, hojas exentas de tales inconvenientes.

*—¿Qué edad ideal debería tener un ejemplar de áloe para proveer hojas maduras?*

—La planta obtiene su completa madurez a partir de los cinco años. En caso de necesidad, es claro que se puede echar mano de hojas de plantas más jóvenes. Lo ideal es siempre lograr, en la medida de lo posible, elaborar un medicamento con 100% de calidad; sin embargo, habrá casos en que tendremos que contentarnos con 95%. Busquemos, en lo posible, siempre lo más perfecto o acercarnos a ello.

*—¿La persona atacada de cáncer, tomando el remedio según la fórmula de los tres elementos, como se ha explicado, siempre mejora de su mal?*

—Con alguien que, según el diagnóstico médico, tiene cáncer y sigue el tratamiento con este remedio, pueden ocurrir tres hipótesis:

1) Gran mejoría del enfermo, no importa el tipo de cáncer. Cuando tú entiendas todo el potencial existente en el áloe, verás que no se trata sólo de un medicamento útil, que se encuentra en nuestra naturaleza, creada por Dios. Habrá un capítulo entero sobre este asunto. Aguarda...

2) Constátase, por los análisis médicos, que hubo bloqueo del mal, esto es, la enfermedad no se propagó. Lo normal sería que progresase, si no fuese por el tratamiento. Ocurre esta hipótesis, normalmente, si los valores cotejados con los análisis anteriores permanecen estables, disminuyeron o aumentaron de manera insignificante. Repito: sin este tratamiento, el mal debería haberse propagado de forma perceptible.

3) El tratamiento no surtió ningún efecto, antes, se verifica que el mal se propagó, según el examen de los análisis, como si nada hubiese logrado.

Hemos tenido experiencia con las tres hipótesis.

*—¿No podría profundizar un poco más el fenómeno de las tres hipótesis? ¿Qué actitudes corresponderían, especialmente en cuanto a las dos últimas?*

—¡Buena pregunta! La siguiente profilaxis da lugar a respuestas. Vayamos al comentario que cada una de las hipótesis merece:

a) Si tú o tu paciente se incluyen en esta hipótesis, perfecto. ¡Felicitaciones! El remedio surtió el efecto deseado. Estás muy mejorado. Si quieres, eventualmente, preparar un segundo frasco, como preventivo, para garantizar y confirmar la mejoría, mal no hará. Deja pasar unos meses y repite la dosis. Repetir el tratamiento, dentro de un año, es prudente indicación.

b) Tú has obtenido excelente resultado. Digamos que, en términos matemáticos, conseguiste al menos 50% del resultado buscado. Con un empujoncito más, o sea, con una vuelta más, tú alcanzarás la soñada meta, la cura total. Deberás, sin embargo, repetir la dosis, lo que no es nada del otro mundo. Repetir la dosis es fundamental. Y repetirla todas las veces que sea necesario, para obtener la cura definitiva. Insisto en que no cometas la imprudencia de parar en la mitad del camino; si lo haces provocarás la pérdida de todo el progreso anterior. Es que el cáncer, que parecía entrar en colapso, redoblará las fuerzas para recuperarse y atacar con más violencia. Si tú no repites el tratamiento, no esperes mejora o cura; y no tratarte será fatal. Mal comparando, el cáncer es como el enfermo. Durante su enfermedad, no tiene ánimo para nada. En la convalescencia, entretanto, superado el mal, vuelve el apetito para reponer lo que había perdido. ¡Imagínate con qué voracidad devorará al organismo, operación que fuera obligado a abandonar por efecto del remedio! ¡Ahora hay que recuperar el atraso! En dos toques, el parásito se habrá chupado a su patrón. Ejemplo típico de este caso fue el de la Hermana Margherita, que tanía cáncer de mama. Ingerido el contenido de un frasco, en el Hospital Italiano de Haifa (Israel), sintiéndose perfectamente bien, ella reasumió sus actividades, prescindiendo de análisis y de toda observación médica. Antes de que se cumpliera un año, la monja había muerto. Su ficha médica no podría ser más ilustrativa: informa que bloquear el progreso del mal es excelente, pero no basta. Es esencial repetir la dosis y hacerse análisis médicos serios.

c) No has obtenido ningún resultado positivo con el tratamiento hecho. Sin embargo, no hay motivo para desesperarse. Tú sabes que convives con la fiera. Es preciso dominarla. Y tú lo lograrás, claro. Tienes en tus manos el queso y el cuchillo, esto es, las armas están a tu alcance: úsalas, sin miedo y con confianza. En verdad, esta es tu única oportunidad, oportunidad concreta, real. Decídete a tomar otro frasco. Aunque tu caso parezca grave, incluso gravísimo, en fase terminal, ¿quién puede asegurar que no tendrá eficacia? No te dejes llevar ni te impresiones por lo que dicen los otros. Mientras hay vida, hay esperanza, de modo que vale la pena combatir para salvar tu vida, el don más precioso que posees. Terminado el contenido del último frasco, deja pasar tres, cinco días, una semana, y reanuda el tratamiento. Si es preciso repetir la dosis dos, tres, cuatro veces, hazlo. Persevera. Insiste en verte libre del mal. Tú lo lograrás. No te entregues a la enfermedad; tú eres más fuerte que la fiera. Tu fuerza personal, tu voluntad de vivir disponen de un poderoso aliado, que es este medicamento.

Si puedo dar un consejo y acentuar la importancia, pienso que en las dos últimas hipótesis, después de consumir cuatro frascos, sin alcanzar el objetivo deseado—la cura—, acude al remedio en dosis doble, esto es, en vez de tomar una cucharada de las de sopa de mañana, al mediodía y de noche, toma dos cucharadas cada vez. Haz esto hasta curarte. Por cierto, atrás de este consejo encuéntrense personas de gran experiencia, que me dan respaldo...

—*Sé que tengo cáncer porque los análisis clínicos me lo aseguran y mi médico lo diagnosticó. Hice el tratamiento con el áloe. Me siento mucho mejor, realmente bien. ¿Cómo podría tener certeza si quedé curado del todo o no?*

—Sencillo. Es suficiente someterse nuevamente a análisis médicos. Así como dio positivo por los análisis anteriores, con nueva batería de pruebas y haciendo un paralelo entre ambas, tu caso quedará aclarado y tú tendrás la tranquilidad que necesitas. Sólo este examen dará respuesta segura. El examen es sumamente importante, primero, para tu control y seguridad y, en segundo lugar, con los datos en mano, para saber qué procedimiento corresponde, esto es, si preparar o no un nuevo frasco.

Lo ideal sería que la persona, antes de iniciar el tratamiento con el áloe, conociera el diagnóstico médico: de hecho, los análisis indican la presencia de tumor maligno. Efectúase el tratamiento con áloe. Y una vez terminado el contenido del frasco, síguense nuevos análisis, bien rigurosos. Entonces se comparan los análisis realizados ahora con los anteriores. Hecho esto, tú quedarás dentro de una de las tres hipótesis ya expuestas. Pues bien, frente a ellas, tú sabes las medidas correspondientes. No pierdas la calma, ni siquiera si tu caso coincide con la hipótesis 3. Si así fuere, tú estás informado. En el caso de las hipótesis 2 y 3 se debe proveer un próximo frasco. Y persevera, pues tú lograrás el objetivo, lo aseguro.

—*Gracias a Dios, gozo de buena salud y creo no padecer cáncer. Me gustaría, sin embargo, dada su incidencia en nuestros días, prevenir esta enfermedad. ¿Cómo proceder? ¿Qué debo hacer?*

—Prepara el remedio con los mismos ingredientes y tómalo en la misma dosis como si padecieses cáncer. Como felizmente sabes que la enfermedad no está en ti, no necesitarás repetir la dosis como un enfermo con cáncer debe hacerlo, en caso que el mal continúe y, en consecuencia, no haya ocurrido la anhelada cura.

Efectuando el tratamiento una vez por año, eso será la garantía de que el cáncer se mantendrá alejado de ti. El tratamiento, una vez por año, como mínimo, te asegurará un organismo sano, y sangre pura. El cáncer no "agarra" en tales condiciones, créeme. Personalmente, preparo mi dosis unas cuatro veces al año, alternándolas a la entrada o salida de las estaciones.

—*¿Pero, al final de cuentas, qué es el cáncer?*

—El cáncer es una enfermedad que siempre existió, aunque en nuestro tiempo se constata una mayor incidencia, que llega a alarmar, casi siendo parte de la rutina de vida del hombre moderno. Es un crecimiento desordenado de las células.

La enfermedad destruye las células del organismo, deteriorándolo inexorablemente, si no se toman medidas a tiempo, debido a impurezas depositadas en él. Las células tóxicas, por falta de alguna substancia o por sobrecarga de otras, también enfermas, entran en colapso y en conflicto con las sanas. Con el tiempo, esta lucha insana va cansando al organismo, dada la desproporción excesiva entre las células, con predominio de las enfermas. Al principio puede no estar la advertencia del dolor, pero lentamente se forma el tumor, que segrega tóxicos, atacando desmesuradamente a las células sanas, hasta que el organismo no logra más soportar el duro embate: tú podrás, por fatalidad, ser atacado por el cáncer, mal que puede presentarse bajo innumerables variaciones y en todas las partes del cuerpo, interna o externamente.

El cáncer es la manifestación de la increíble inteligencia, capacidad de adaptación y defensa del organismo. Podríamos comparar la manifestación del cáncer, en el organismo, a la faena que se realiza en el ambiente de una casa o sala. Hecho el barrido, se recoge la basura, o sea, aquello que no usamos y llega a estorbar o ensuciar. Lo que se recogió es tirado en determinado lugar, a fin de no contaminar o estorbar. El organismo se libra de lo que sobra en su interior y, con gran esfuerzo, intenta librarse de aquello que lo perjudica. Es entonces que explota o se manifiesta el tumor en determinado sitio del cuerpo. Esto se asemeja también al volcán. El calor, en las entrañas de la tierra, un día irrumpe, pues no hay cómo contenerlo en su violencia, como consecuencia de la alta temperatura. Y entonces explota. El organismo, en sabio proceso, recoge las toxinas y las detecta en un determinado órgano, como si hiciese un intento de salvar el resto.

La medicina ortodoxa, en el ámbito de las enfermedades degenerativas (SIDA, cáncer, esclerosis, distrofias, etc.), sigue proponiendo e imponiendo, como terapia, la intervención violenta (operar=cortar) siempre que el mal aparece localizado. Trata de detener el tumor por medio de radioterapia, quimioterapia y similares, como si fuera algo probado que, extirpando el órgano afectado, sobreviniese, como por encanto, la cura del paciente. Sin embargo, una vez extirpado el foco si hay metástasis ocultas, se aplaza el inevitable caminar del paciente rumbo a la muerte, o sea, no sucede la cura. No habiendo cura, el cáncer invade otros órganos o puntos del cuerpo, y el enfermo desarrolla las metástasis. Es el fin inminente.

Nuestra fórmula tiene por objeto recuperar el organismo enfermo, limpiándolo. Nuestra fórmula fortalece el sistema inmunológico, debilitado por el correr de los años, durante los cuales fue golpeado por alguna forma de conflicto, físico, psíquico o espiritual. En el capítulo sobre las virtudes o propiedades del áloe, veremos cómo éste viene en auxilio del organismo debilitado.

*—¿Cuáles serían, entonces, las causas del cáncer?*

1) El cáncer presenta causas físicas. El hombre vive en un ambiente cada vez más contaminado. La polución se manifiesta en la calidad cada vez peor de los alimentos, de la bebida, del aire. Podemos citar Chernobyl, las explosiones atómicas, el agujero en la capa de ozono, herbicidas, insecticidas, conservantes, autos que contaminan, etc.

2) El cáncer es causado por polución psíquica. Grandes impactos emocionales, por ejemplo, el secuestro del hijo único, la falta de sentido en la vida, la infidelidad del consorte para la parte fiel, la separación de los padres para el hijo adolescente, la pérdida del amigo íntimo, el fracaso de un proyecto de vida o negocios, exceso de trabajo, preocupaciones constantes, la pérdida de un gran amor, la sucesión de fracasos, etc.

3) El cáncer puede ser causado por polución espiritual, escrúpulo. Afírmase a la ligera: "¡un pecado más o menos, no tiene importancia! ¡Claro que importa! ¡Un pecado más o menos, tiene importancia!" ¡¿Cómo puede quedarse con la conciencia tranquila, por ejemplo, la persona que provoca aborto, o puede salir sin mella, impune, quien mató a su hijo?! El odio, la envidia, la rabia, la sed de venganza corroen al ser humano.

Aprendimos que el cuerpo humano es constituido por alma y cuerpo (Concilio de Trento); hoy agregaríamos, con sentido, un tercer elemento, a saber, el espíritu. Son tres elementos, entrelazados y vinculados, perfectamente distintos, que constituyen un único ser (así como Padre, Hijo y Espíritu Santo, tres personas distintas, constituyen un único Dios).

Sabemos que si un elemento entra en conflicto o sufre daños los demás se perjudican, así como también, al contrario, el beneficio de uno es en provecho del todo. Los tres están vinculados. El hombre enferma porque está contaminado física, psíquica o espiritualmente. Para curarlo, será necesario recuperar el sistema inmunológico debilitado y que amenaza desmoronarse. Pues bien, nuestra fórmula se propone realizar esta recuperación, verdadera hazaña. Nuestra receta opera una faena, exprimiendo la esponja que absorbió tantas toxinas, y busca una válvula de escape para éstas; sin cortar órganos, sino por las vías naturales de escurrimiento, realiza la operación de limpieza en todo el organismo.

—*¿Qué síntomas revelan la presencia de cáncer? ¿Es posible prever este tipo de enfermedad?*

—Pasamos la palabra a un profesional calificado, el Dr. Mario Henrique Osanai, médico oncólogo y cirujano oncológico del

Hospital Santa Rita, del Complejo Hospitalario de la Santa Casa, de Porto Alegre: "Hay alteraciones que no significan necesariamente la presencia de un cáncer. Debe haber, sin embargo, una investigación criteriosa por un profesional calificado, con el objeto de dilucidar la causa de estas alteraciones. Las principales son: heridas que no cicatrizan, ganglios en cualquier parte del cuerpo, quistes, nódulos o durezas, cambio de color, tamaño, hemorragia, picazón o dolor en alguna marca, lunar, herida o verruga, dientes ablandados o fracturados, dificultad para orinar o tragar, adelgazamiento sin causa aparente, sangramiento por la boca, nariz, vagina (después de relaciones sexuales o de la menopausia), sangre en la orina, heces o esputo, alteración de voz (ronquera permanente).

Frente a tales síntomas, consulte a su médico de confianza. Y un frasco de áloe, como preventivo, pondrá todo en orden.

En el diario Zero Hora del 2/8/97 el mismo Dr. Mario Henrique Osanai responde a la siguiente pregunta:

—*¿Cuáles son las principales formas de prevención del cáncer?*

—La prevención del cáncer es una importante tarea cotidiana del médico, ya que así estará combatiendo, al mismo tiempo, decenas de otras patologías y disminuyendo la mortalidad. El Ministerio de la Salud estableció algunas medidas para los casos de mayor incidencia en el Brasil.

• Piel: protección contra exposición a los rayos solares, especialmente de las 10 a las 14 hs. Personas que se exponen al sol deben usar sombreros y ropas adecuadas, además de protectores solares. El autoexamen de la piel en busca de manchas que surgen o se modifican es también una medida recomendable.

• Cuello uterino: toda mujer de vida sexual activa debe someterse a examen preventivo periódico, de los 20 a los 60 años de edad.

• Pulmón: combatir el tabaquismo.

• Boca: higiene adecuada, consulta odontológica, combate al etilismo y al tabaquismo, dieta rica en vegetales y frutas.

• Estómago e intestino; dieta pobre en alimentos ahumados y conservados y rica en alimentos frescos o congelados, fibras, vegetales y frutas, combatir sistemáticamente la prisión de vientre, control médico periódico de quienes se incluyen dentro del grupo de riesgo (sometidas a grastroectotomía, los que padecen gastritis crónica atrófica, pólipos vellosos, metaplasia intestinal y anemia perniciosa).

*—¿Qué tipos de cáncer puede curar el remedio aquí recetado?*

—Como nuestro preparado obra una total limpieza en el organismo, es más fácil entender que tal tratamiento puede influir realmente en todos los tipos de cáncer. Podrá parecer que yo esté fanfarroneando, pero no es así. Si te parece imposible, trata de razonar conmigo. Si el cáncer es causado por mil y un tipos de impurezas que inyectamos en nuestro organismo, es evidente que la limpieza que se busca realizar en él, al tomar el remedio, garantizará sangre nueva, reforzará el sistema inmune que se desmoronaba a ojos vistas y restaurará, automáticamente, su salud.

*—¿Opina usted que el cáncer se transmite? O, dicho con otras palabras, más populares, ¿uno puede "contagiarse" o "heredar" esta enfermedad?*

—Las opiniones de los estudiosos están divididas. Parece que queda una cuestión abierta desde el punto de vista científico, hasta tanto lleguen datos más aclaratorios.

Esa discusión no interesa aquí, a no ser para satisfacer la curiosidad. Pero damos aquí nuestra explicación, opinión que nos parece lógica. Optamos por el punto de vista de que *el cáncer no se transmite.* ¿Qué razones nos hacen inclinarnos por esa opinión? Basta razonar un poco. Manteniendo la sangre y el organismo, en general, en buenas condiciones, no puede haber transmisión de la enfermedad. Es evidente que nuestros vicios alimentarios, los abusos, pueden predisponer para el cáncer, ya que existe la tendencia de que el hijo imite a los padres, tanto en las virtudes como en los defectos. No obstante, existiendo la purificación regular del organismo, ¿cómo podría el cáncer o cualquier otra enfermedad abrigarse en un organismo sano? El secreto, por lo tanto, es mantener el organismo limpio.

No te preocupes cuando visites a una persona enferma de cáncer. No te "contagiarás" la enfermedad. Si el cáncer fuese contagioso, ningún médico, enfermero o funcionario que actúa en hospitales de cáncer estaría a salvo de contraer la terrible enfermedad. Puedes creer que el cáncer no se transmite, mucho menos en un organismo sano...

—*¿Si una persona cancerosa está tratándose con radioterapia o quimioterapia, o tratamientos similares, piensa someterse a alguna intervención o está ingiriendo remedios indicados por su médico, hay inconveniente en tomar este preparado de áloe, miel y bebida destilada?*

—Sea cual fuere el tratamiento convencional al que la persona se esté sometiendo, sea cual fuere el remedio recetado por su médico que esté usando, absolutamente nada le impide tomar también el presente preparado. Al contrario. De eso dan testimonio pacientes que, tomando una buena dosis de áloe antes de someterse a la quimioterapia, soportaron mejor sus desagradables efectos, tales como caída del cabello (y hasta de los dientes, a veces), fiebres, vómitos, diarrea, náusea, mareos. Hubo personas que ni siquiera perdieron el cabello. Otras personas experimentaron sólo alguna leve náusea durante pocas horas, sin presentar fiebre, por ejemplo. Otras prescindieron de cortisona y morfina, después de una semana de tratamiento con áloe.

Si la persona está tomando recetas homeopáticas, no tiene por qué suspenderlas, por el contrario, que continúe con ellas, agregando también el áloe.

Por una cuestión de coherencia personal y de respeto a la opinión ajena, muchas veces de buena fe, por parte del paciente, jamás le aconsejamos a ningún enfermo que deje o abandone el tratamiento convencional a cambio de nuestro método. Tenemos en máxima estima la libertad del ser humano, su mayor don; que él la use como le parezca mejor, según su conciencia, para su propio bien, inclusive el de la salud.

Vale repetir que el tratamiento aquí propuesto es simple, natural, barato. Cualquier persona puede aplicarlo. Y puede ver resuelto su problema. Si tiene éxito, la persona reanuda su vida normal, completamente curada, sin mutilaciones, aunque haya padecido la enfermedad en fase terminal. Los análisis médicos dan la garantía de la perfecta curación.

Que la ciencia, la medicina, con sus inmensas posibilidades, con laboratorios a su disposición, abra sus puertas para experiencias honestas, a fin de que la humanidad sea informada y pueda ver solucionado el grave problema del cáncer.

Proponemos la unión de todas las fuerzas para resolver el problema de una vez. No será tarea exclusiva de la medicina. Esta deberá buscar el auxilio de otras ciencias, esto es, aprovechar la colaboración de todas las disciplinas relacionadas con este mal, a fin de ir al encuentro del ser humano en la complejidad de su todo. Cualquier contribución, por más simple que pueda parecer, debe aportar cuando se trata del bienestar de la persona humana en su totalidad.

*—¿Ha habido casos, en su experiencia, de personas cancerosas que hayan muerto a pesar de haber seguido el tratamiento propuesto en el libro? ¿Cómo puede una persona cancerosa habiendo seguido el tratamiento aquí propuesto, que se proclama eficiente, morir víctima de esta enfermedad?*

—Sí. Puede suceder, como de hecho sucedió, que una persona sometida a nuestro tratamiento fallezca, y justamente de cáncer. Podemos enumerar algunas explicaciones plausibles: 1) No usó bien los ingredientes, empleando, por ejemplo, miel artificial, comprada en el bar de la esquina como legítima. 2) No supo elegir bien la planta. 3) Utilizó hojas demasiado viejas, amarillentas, casi secas. 4) Empleó hojas demasiado nuevas. 5) No tomó el preparado en la dosis indicada. 6) Terminado el contenido del primer frasco regularmente, no ocurriendo la cura o no siendo ésta completa, según las hipótesis 2 y 3, suspendió el tratamiento con un segundo frasco sin siquiera someterse a análisis. 7) Interrumpió el tratamiento después de algunos días, por no confiar más en él, y se dejó llevar por la convicción de que era un jarabe como tantos otros y no serviría para nada. 8) Dejó el frasco en el estante juntando polvo. 9) Lo tomó cuando se acordó, pero se olvidó muchas veces. 10) Alguna causa de índole desconocida.

*—¿Por qué se sacan las espinas de los bordes de las hojas de áloe antes de triturarlas en la licuadora con la miel y la bebida destilada?*

—Podría ser que la licuadora no moliera perfectamente todas las espinas. Si quedase alguna, podría herir la boca, la garganta o el estómago del paciente, cuando éste ingiriera el remedio. Se cortan las espinas sólo para evitar accidentes de tal naturaleza. Nada más. En verdad, si yo tuviera una máquina más potente que la licuadora, no tendría duda en moler las espinas, ya que éstas también contienen propiedades medicinales.

Hablando de espinas, sácalas con un corte leve; no necesitas cortar hondo en la parte carnosa de la hoja. Basta rasparlas o cortarlas ligeramente, pasando el cuchillo afilado de arriba abajo de la hoja, en un ¡zas! Y listo.

*—¿Sería este preparado de miel, áloe y bebida destilada realmente el responsable único y directo por la cura del cáncer y de otras enfermedades? ¿No jugaría un papel el poder de la oración, de la fe? ¿O el de dones personales de quien prepara el medicamento?*

—Creo que la fe y la oración, por sí pueden curar cualquier enfermedad, puesto que Jesús dijo que la fe del tamaño de una semilla de mostaza, la más pequeña de la hortalizas, puede transportar o trasladar montañas. Es evidente que aquí no queremos siquiera insinuar que la oración, de cualquier especie y realizada por persona de cualquier religión, no tenga valor. ¡Claro que tiene! Y mucho. Es muy válida la oración hecha con fe. ¡Sin embargo, los ingredientes antes citados, buscados en la madre naturaleza, creada por Dios, disponen en sí de elementos medicinales que efectúan el "milagro" en favor de quien acude a ellos! Si el tratamiento es acompañado de oración y de voluntad o disposición del paciente que quiere curarse, psicológicamente, ayuda mucho. Lo opuesto también es verdadero. Y no sólo en el caso del tratamiento del cáncer. En cualquier enfermedad, la colaboración y la ayuda del paciente representan una contribución inestimable rumbo a la curación... Ha de llegar el día en que se pruebe, por experimentos realizados en laboratorios, que es esta poción la que hace el "milagro", y no se atribuirá ese "milagro" a alguna bendición o fuerza positiva de quien prepara el remedio. Ni a rezos o brujerías, como hacen los curanderos. Ni a la oración. Ni al agua bendita. Ni a Fátima. Ni a Lourdes. Ni a Aparecida. Ni a Guadalupe. Ni...

Y para no abundar en palabras, tenga el lector paciencia de seguir con calma lo que se hizo de conocimiento público sobre las propiedades medicinales de esta maravilla de la naturaleza que es el áloe. Será materia de capítulo especial. Si le interesa, el lector se informa; caso contrario, saltea el tema. Será materia para satisfacer la curiosidad.

—*¿Por qué limpiar las hojas antes de preparar el remedio?*

—La planta, expuesta a la intemperie, acumula polvo y otras suciedades. Se remueve esta suciedad, limpiando la superficie de las hojas con trapo seco o húmedo, o esponja. Hay que evitar lavarlas, pues no interesa agregar agua en la preparación del medicamento. Evitar infiltración de agua. Cuanto menos agua en las hojas, mejor. Ya dijimos: se aconseja recoger el áloe, para uso medicinal, una semana después de la última lluvia. Por eso el consejo de sacar el polvo usando paño seco o húmedo o esponja, en vez de lavando con agua.

—*¿Pueden observarse efectos extraños o incluso alguna molestia en el organismo de la persona que está haciendo o hizo el tratamiento con áloe?*

—Si había algo que constituía un problema en el organismo, de una o de otra forma, el cuerpo extraño tendrá que ser expelido. La naturaleza es muy sabia. Puede reaccionar del modo más sorprendente e inimaginable. Hemos tenido informaciones de personas que tomaron el medicamento y manifestaron reacciones, como:

1) En la piel, por vía de los poros: a) picazón, prurito en todo el cuerpo, b) erupciones por el cuerpo, tipo sarampión, c) ampollas de agua, incluso en la palma de la mano o la planta del pie, d) forúnculos, tumores.

1.1) Vía heces: a) heces más fétidas que lo normal, b) gases más fétidos, c) descompostura, diarrea.

1.2) Vía orina: a) orinar con más frecuencia, b) orina más oscura, tirando notablemente al marrón, c) orina que parece sangre revuelta, mezclada con agua, como si se adicionasen algunas gotas de vino tinto en un vaso de agua cristalina.

2) Otros fenómenos: a) vómitos, b) vomitar, de una sola vez de golpe, algo como una bolsa plástica, llena de pus, sangre pútrida.

3) Apertura de tres orificios debajo del mentón en el aqueja do de cáncer en la garganta, de los cuales escurrió gran cantidad de material pútrido.

4) Pérdida de pus por los dedos de las manos o de los pies, o sólo del dedo gordo del pie, cicatrizando enseguida, por sí solo, sin el auxilio de curativos.

5) Dolores generalizados, en especial en el vientre, a veces no siempre localizables.

6) No se observó cambio o reacción alguna.

Me gustaría recalcar, no obstante, que tales indisposiciones o molestias, pueden durar uno, dos, tres, como máximo cuatro días sobreviniendo siempre una sensación de bienestar, seguida de buen ánimo para todo, del tipo visto en la convalescencia. Es importante la actitud frente al fenómeno descripto: no suspender el tratamiento. Convéncete de que estás en el camino correcto esto es, las toxinas encontraron su natural válvula de escape o excreción, o sea, salieron. Tú encontraste el camino de la cura. Ahora es cuestión de perseverar, continuar. Suspender el tratamiento sería echar todo a perder. Sobre todo tratándose de cáncer, sabes la orientación correspondiente, ya exhaustivamente expuesta en páginas anteriores.

No hablemos de los casos de cura de cáncer, porque tal asunto parece haber sido bien desarrollado. Detengámonos en curas efectuadas en personas que aprovecharon el remedio, usándolo como preventivo, ya que no se juzgaban afectadas por el cáncer. Subrayemos que la composición de los elementos y su cantidad obedecieron a la receta común, ya conocida por nosotros, como si fuese aplicada a persona cancerosa; lo mismo en cuanto a la posología. El tratamiento curó o resolvió problemas relacionados con: 1) acidez; 2) gastritis; 3) úlcera; 4) ojos legañosos; 5) paspaduras; 6) callos; 7) furúnculos en la piel; 8) lastimaduritas en el cuero cabelludo; 9) caspa; 10) reumatismo; 11) artritis; 12) pólipos en los intestinos; 13) pólipos en el útero; 14) estímulo del apetito; 15) cabellos más finos y sedosos; 16) reguló la menstruación en personas que habían sido desarregladas desde la adolescencia; 17) resolvió el problema de quien sufría de sudor nocturno, invierno y verano; 18) mejor desempeño sexual, en persona de sexo masculino, a los 40 años de edad; 19) proporcionó más aire o aliento a persona asmática; 20) curó parálisis; 21) curó sordera; 22) reguló los intestinos, resolviendo el problema de la inflamación de vientre; 23) eliminó hongos; 24) normalizó el colesterol; 25) reguló la presión; 26) curó persona con mal de Parkinson; 27) resolvió problema de calvicie; 28) curó sinusitis; 29) curó lupus; 30) curó herpes situado en los rebordes labiales, en el glande o la vulva; 31) curó psoriasis; 32) curó epilepsia; 33) curó pie de atleta; 34) regeneró uñas atrofiadas, que no era más que fino cartílago. Reforzó las uñas; 35) evitó cirugía de próstata en hombre que la creía inminente; 36) evitó operación de vejiga, tomada por el cáncer; 37) acabó con espinillas repetidas (acné); 38) acabó con catarro de larga data, proporcionando expectoración libre; 39) solucionó problema de mala digestión; 40) corrigió el mal aliento; 41) curó úlceras varicosas; 42) curó úlceras en la retina; 43) después de consumir cuatro frascos, curó una toxoplasmosis (virus del gato) en el ojo; 44) restauró el olfato de una persona que lo perdiera hacía años.

—*¿Qué cura el áloe solo, simplemente aplicado como planta?*

—Recalquemos que todas las curas citadas a continuación fueron comprobadas por experiencia: 1) hongos; 2) pie de atleta; 3) callos (en 24 horas) sin dolor; 4 fístula en la encía, en forma de canal estrecho y profundo; 5) tumor plantar o interdigital; 6) abscesos; 7) combate la caspa, vigoriza el cuero cabelludo: es tónico capilar; 8) picadura de insectos (mosquito, abeja, avispa, araña, etc.); 9) quemaduras de cocina y otros accidentes domésticos; 10) quemaduras de rayos X; 11) pequeños cortes en accidentes domésticos (alto poder cicatrizante); 12) antitétanos; 13) eczemas; 14) eripselas; 15) oftalmia (calor en los ojos); 16) aplicado como supositorio, curó hemorroides; 17) disuelto en agua, sirve para la congestión del hígado; 18) purifica el aire de un ambiente contaminado por las toxinas del cigarrillo; 19) responde bien en casos de anemia; 20) prisión de vientre; regula el intestino; 21) reumatismo; 22) cicatriza úlceras en la retina o cualquier herida en el globo ocular; 23) elimina verrugas; 24) eficaz para combatir el acné; 25) eficiente como vermicida; 26) disuelto en agua ha curado la acidez, gastritis, úlceras pépticas; 27) cura heridas de decúbito; 28) puede absorber los quistes sebáceos.

Todas las experiencias, o en la mayoría de los casos antes citados, exigen la aplicación del áloe en la zona donde se verifica el problema.

Si el lector cree que está siendo engañado y que en la respuesta a las dos últimas preguntas debe haber exageración, tenga paciencia ahora y vea la lista de males que han sido curados en los Estados Unidos de América, enumerados en las páginas 40 y 41 de *La cura silenciosa* (un estudio moderno del Áloe vera), de Bill C. Coats, R. Ph., con Robert Ahola: "en sus estudios y en las esmeradas crónicas sobre Áloe vera, el autor Carol Miller Kent hizo una extensa lista de todas las enfermedades que el *Áloe vera* ha curado. He aquí la lista: un amplio espectro de enfermedades de la piel, incluyendo quemaduras térmicas, químicas y de fricción; escalbaduras; quemaduras solares y por rayos X; úlceras; postulas; exantemas; picazones; abrasiones; picaduras de avispas, abejas, mosquitos; plantas venenosas; reacciones alérgicas; erupciones y paspaduras de piel en niños; piel y labios quebradizos; caspa; eczema; dermatitis; impétigo; seborrea; psoriasis; urticaria; heridas en el cuerpo; calor de cuerpo; cáncer de piel; herpes zoster; fisuras en los senos de mujeres lactantes; uñas encarnadas; acné; manchas marrones o blancas en la piel (manchas de hígado o cloasma, manchas congénitas); fibromas pedunculados; cortes; contusiones; laceraciones; lesiones secas o húmedas; úlceras crónicas; abscesos; herpes simple (oral y de los labios); irritaciones de boca y garganta; heridas de dentadura; gengivitis;

amigdalitis; infecciones estafilocócicas; conjuntivitis; orzuelo; úlceras de córnea; cataratas; perforación infectada del oído; pie de atleta; tiña y otros hongos; prurito anal y de la vulva; infecciones vaginales; heridas venéreas; calambres musculares; luxaciones; esquimosis; tumores; bursitis; tendinitis; alopecia (caída del cabello). Haciendo uso interno, se dice que el *Áloe vera* alivia el dolor de cabeza, insomnio, falta de aire, disturbios estomacales, indigestión, acidez, gastritis, úlcera péptica y duodenal, colitis, hemorroides, infecciones urinarias, porstatitis, fístulas y quistes inflamados, diabetes, hipertensión, reumatismo y artritis, oxiuros y otros parásitos, corrige la infertilidad causada por la amenorrea y revierte cualquier desequilibrio causado o amplificado por la ingestión excesiva de ácidos y azúcares.

Aun un rápido examen de la lista nos permite incluir algunas enfermedades como diverticulitis, sedimentos pulmonares, sinusitis, moniliasis, tricoma, escleroderma, infección por proteus, piorrea, córnea nublada y picadura de víbora. Podemos también agregar que el *Áloe vera* es un perfecto desodorante, una excelente loción para después de afeitarse, pulidor de metales y efectivo agente preservador para el barniz de cuero y, como si no bastara, un licor muy sabroso.

Me he ocupado en transcribir esta larga lista del autor americano sólo porque, en el Brasil, lo nacional no tiene credibilidad; lo que es bueno de verdad tiene que ser extranjero, sobre todo americano, japonés, alemán. Dicho en otras palabras, nadie es profeta en su tierra. Y la lista del americano confirma todo lo que efectuemos en materia de curas, usando siempre nuestro áloe.

—*¿Cómo tuvo posibilidad de hacer todas esas experiencias?*

—¿Puedo contarles? Espero no ser demasiado cansador. Vayamos al asunto. Si el tema no te interesa, saltéalo.

Antes que nada me gustaría dejar bien en claro la palabra "experiencia".

Entiendo por experiencia, aquí, apenas la oportunidad, frente al caso concreto de persona necesitada, enferma, a quien uno le extiende la mano. Es claro que una sucesión de hechos crea "la experiencia", en especial para quien observa. Jamás se me ocurrió usar al ser humano como conejillo de indias, a fin de aprovecharme de su situación para aumentar mis conocimientos. Solo quise ayudar.

Nombrado párroco de Pouso Novo, pequeña parroquia en el interior del Estado del Rio Grande do Sul, en la sierra gaucha, a medio camino entre Lajeado y Soledade, aprendí, presionado por la necesidad. El pequeño municipio, recién emancipado, es bañado por un río a la derecha y otro a la izquierda, el Fão y o Forqueta, cuyas aguas terminan derramándose en el Taquari. En los márgenes de los dos cursos de agua, en las partes más accidentadas, hay buena cantidad de tierras desocupadas o, como las llama la población, "tierras del gobierno", sin certificado de posesión ni nada. Hacia allí van familias pobres, marginadas de otros centros, cada una con su historia, casi siempre víctimas de la codicia de los más fuertes.

Junto a la fatalidad, a la falta de cultura, al desaliento, a la pereza —un eslabón tira del otro en la cadena de miserias—, anida la degradación general: subnutrición, falta de higiene, falta de escuela, analfabetismo, (plaga que se transmite de padre a hijo, a través de las generaciones, desde el Descubrimiento, con levas y más levas que Portugal exportó para acá, escoria de la sociedad, sin nunca preocuparse por el destino futuro de la colonia, a no ser disfrutarla al máximo: sólo después de la Independencia, el Brasil abrió su primera Universidad. Resultado; racimos de hijos, con piojos, gusanos y otros parásitos, vulnerables a enfermedades y epidemias de todo tipo.

Después de seis meses de observación de la realidad desanimadora y sin perspectiva de metamorfosis en aquellas pautas tradicionales, tomé la iniciativa de auxiliar a aquellos excluidos de la sociedad —¡también ellos hijos de Dios!— no sólo con la misa mensual por ocasión de la visita a la capilla o escuela, para después volver al centro y a la civilización, dejándolos entregados a la propia suerte; decidí promover también los demás valores del hombre como habitante de este planeta.

Incapaz de asumir solo la tarea, acudí a personas de buena voluntad, personas igualmente sensibles al problema; mal pudiendo responder por el sector de su responsabilidad, reconocíanse impotentes ante aquella complejidad. Urgía reunir el conjunto de las fuerzas: la unión de las fuerzas vivas, dando cada uno un poco de sí, por cierto ayudaría a solucionar la situación.

Con un pequeño esbozo del plan en un papelucho, metido en el bolsillo del chaleco, convoqué una primera rueda de negociaciones con los delegados de los sectores de los diversos órganos de representatividad: Parroquia, Secretaría de Educación y Cultura, Secretaría de Trabajo y Acción Social, Legión Brasilera de Asistencia, EMATER, Intendencia Municipal. Todos los órganos respondieron al pedido, menos la LBA.

Expuesto el plan, antes de disponerse la ejecución, con fotocopias bajo el brazo, fue dado el tiempo suficiente para que cada elemento lo examinase, sometiéndolo a juicio crítico. Una vez discutido en una segunda sesión, habiéndose incluido enmiendas, es que se lo aprobó para ser puesto en práctica. Cada elemento disponible en la formación del equipo de trabajo de campo asumió un asunto específico de su área o especialidad. Era un equipo que ponía en práctica el voluntariado, no esperando retribución material de ninguna especie, y tenía, como objetivo último, la promoción total del ser humano, intentando integrarlo a la comunidad.

En vez de convocar a los destinatarios del mensaje a la sede, todos los componentes del equipo optamos por acercarnos a los interesados, que dado su nivel social, son un tanto tímidos. Allí fueron dadas charlas. Todas las comunidades, más o menos necesitadas, fueron objeto del mensaje, inclusive la matriz, justamente para no herir la susceptibilidad de los más atrasados. La receptividad superó todas las expectativas.

En la primera gira por las comunidades, se desarrollaron los siguientes temas del programa trazado:

1°) Dios crea el hombre para la felicidad. Dios no quiere el sufrimiento del hombre; antes, es el hombre que busca el sufrimiento y pasa a convivir con él, por soberbia, por ignorancia, por ilusión, etc. La mayoría de las veces, está en sus manos eliminar este sufrimiento o, al menos, reducir sus proporciones. Para ilustrar las afirmaciones, fueron usados textos bíblicos. El mismo Hijo de Dios, hecho hombre, Jesucristo, en su corta trayectoria por el mundo, esmeróse por aliviar el sufrimiento de los hombres de su tiempo. Esa exposición quedó a cargo del párroco. Duración: 10 a 15 minutos, como fue el tiempo para los demás asuntos.

2°) La salud, genéricamente, es un don. Necesitamos preservarla, favorecerla. En general, nosotros la perjudicamos, comiendo y bebiendo de modo inadecuado. ¿Cómo debe ser una alimentación bien balanceada? ¿Qué y cuántas vitaminas y proteínas necesita el organismo humano para vivir convenientemente, y dónde debe buscarlas? Exposición de Analice Passalia y Sandra Inés Gheno. Ellas sugirieron enfáticamente la creación de una huerta y su practicabilidad. Transformaron el patio y el terreno de la escuela en vivero de plantas, y la secretaría, en centro de distribución de semillas, donde cada alumno podría abastecerse de brotes y semillas para cultivar la huerta familiar. Todo muy simple. Los alumnos, motivados por la novedad en clase, enseñaban y entusiasmaban a los padres, en casa, sobre el valor del alimento, su posibilidad de variación y sabor. Por consiguiente, se redujo el volumen de carnes de diversos tipos, caras, contraponiéndoles verduras y legumbres, más económicas y de mayor valor nutritivo. Resultado: ya en los primeros seis meses de experiencia en marcha se podía observar un color más saludable en los niños, mejor disposición en todo lo que se refiere a su edad, además de un desempeño escolar sorprendentemente superior.

3°) A la par de una adecuada alimentación es indispensable el cuidado de la higiene, para asegurar buena salud. Un primer factor es el agua. Limpieza regular y sistemática del pozo o reservorio. El depósito debe situarse encima de los establos, letrina, casa, instalaciones. Aprovechamiento del estiércol de los animales para abonar los labradíos. ¿Qué enfermedades pueden surgir si no se observan estas reglas primarias? Esta exposición, con abundante material ilustrativo, didácticamente accesible, le cupo a María Muttoni.

4°) También los herbicidas e insecticidas son amenaza para la salud. Adquisición, conservación, manejo correcto, como eliminación de embalajes del material usado, fue el tema del personal de la EMATER: Jorge Lavarda, su esposa Gládis y Carlos Bianchini.

Volviendo a la base, después de la primera rueda de charlas, hecho el repaso del trabajo emprendido, el equipo se dio por satisfecho con el resultado. Conclusión unánime, sin embargo: el trabajo iniciado no podrá sufrir solución de continuidad. Es fundamental, pues, continuar las instrucciones. El equipo pensaba que tenía mucho que dar, y los destinatarios, mucho que recibir.

En casa, intercambiando ideas entre los participantes, se decidió que el tema de una segunda etapa sería: "Enfermedades y respectivas recetas". Los mismos integrantes del equipo se dispusieron a continuar el trabajo, incluso con la visita a las comunidades, medida considerada acertada por todos, ya que pocos se habrían trasladado al centro, si las charlas hubiesen sido dadas allí.

El equipo resolvió adoptar una dinámica en la cual hubiese o fuese estimulado el intercambio de conocimientos entre el equipo expositor y la asamblea, pues se sabía que entre los oyentes había personas que conocían hierbas y plantas para té y sus finalidades y sus dosis. El objetivo era también, en el fondo, instigar a las personas naturalmente tímidas, a hablar en público. El equipo, en la sede, mediante la bibliografía existente, constataba si la receta recogida tenía fundamentación científica, como se enunciaba en el encuentro. En caso positivo, bien basada, pasaba a formar parte del arsenal de recetas del equipo. Así se aprendió mucho. ¡Muy gratificante para todos los participantes del equipo, esta segunda etapa!

En esta segunda batería, con "Enfermedades y respectivas recetas", enumeramos una serie de enfermedades, como cáncer, acidez, gastritis, úlcera, reumatismo, etc., así como la manera de combatirlas, además de la guerra abierta contra los parásitos (piojos, gusanos, etc.), ampliamente diseminados entre las familias más abandonadas. Los remedios para combatir tales enfermedades eran buscados exclusivamente en las hierbas y plantas de la naturaleza, abundantes en la región.

La razón o fundamento de esta opción sobre enfermedades y la forma de combatirlas se explica por ser el pueblo muy pobre, siendo la consulta médica muy onerosa, si no prohibitiva, para su presupuesto (¡sic!), era prácticamente imposible comprar el remedio en la farmacia.

En poco tiempo, usando solamente hierbas y plantas, logramos reducir en 90% las consultas médicas, encontrando soluciones domésticas para los síntomas de molestias más comunes. Los remedios, desde la habitual Aspirina (¡cuidado con sus efectos colaterales!), eran "fabricados" por las familias en forma de tés, ya que habían aprendido a manipular varias hierbas y plantas y su valor terapéutico.

La transferencia del párroco a Israel, a fines del 90, concretada en mayo del 91, disolvió el brioso equipo. Reducido éste a dos elementos —María Muttoni y Gládis Lavarda— volvió a recorrer la misma ruta, en una tercera etapa, ahora con el tema "Cómo cuidar a los enfermos".

El mismo dúo de heroínas volvió a la carga, en una cuarta etapa, con un asunto más para el público femenino —Arte culinario—, siempre valorizando elementos locales, el aprovechamiento de frutas y verduras, su conservación de una estación a otra. Estimuló el uso del azúcar moreno, de la harina de molinos sin cilindro, del arroz integral, bizcochos, panes de maíz, tabletas de azúcar negro, pastas caseras, valores caídos en desuso, desgraciadamente, reemplazados por productos fabricados, más vistosos, refinados. Estos, muchas veces conservados en estantes, en deslumbrantes embalajes, con fecha vencida para el consumo, ya con valor nutritivo perjudicial, dado el alto contenido de conservantes, sabidamente cancerígenos. En una palabra, a ellas les preocupaba proclamar una alimentación casera, más saludable y barata, ciertamente colaborando con la economía de la familia.

Desgraciadamente la situación en la parroquia y en el municipio sufrió metamorfosis profundas y los percances hicieron que los trabajos no tuviesen la natural continuidad.

Todo este compromiso en una parroquia, donde el párroco no puede ser sólo médico de las almas, sino que debe interesarse también por los cuerpos, me dio ocasión de acumular vasto bagaje de experiencia, no solo con el áloe, sino también con otras hierbas y plantas, material que llevó alivio a aquella población carente de recursos.

*—¿Usted tendría alguna otra observación sobre el áloe, algún consejo que tal vez valga la pena recalcar?*

—Naturalmente, es imposible agotar el asunto sobre el áloe en pocas páginas. No obstante, podemos todavía hacer constar algunos puntos, sin peligro de ser demasiado detallistas; son puntos que creo importante subrayar. Vayamos a algunos de ellos:

1°) El áloe siempre concurre en auxilio del organismo necesitado; nunca lo ataca, agrade o hiere. El áloe es tu amigo y compañero. Más todavía. Es tu aliado en el combate al mal. Si, a veces, observamos efectos que dan impresión contraria, puedes estar seguro que, prosiguiendo el tratamiento, dentro de poco constatarás que la planta "actuó con rigor», como el médico que corta para el bien del paciente o el padre que castiga al hijo con el objeto de traerle beneficio futuro. El áloe reconstituye el organismo enfermo, en vez de destruirlo. Actúa realizando una faena de limpieza sobre los elementos tóxicos; al final de la operación, restituye al organismo elementos necesarios para su mantenimiento. Ejemplo: una señora, desde siempre había convivido con un problema de descompostura. Causado evidentemente por desórdenes en la flora microbiana intestinal, problema expuesto a los médicos y que siempre resultaba insoluble. Como yo sabía que el áloe puede causar diarrea, le previne que existía la posibilidad de que sucediese el fenómeno, asegurándole, sin embargo, que la reacción desagradable (a primera vista) se manifestaria durante un periodo de dos o tres días. Y así ocurrió. La mujer resolvió su molestia de una vez por todas. Idéntico problema afloró en respuesta a problema de menstruación irregular, que fue sanado en definitiva. Así sucede, regulando la presión, eliminando cuerpos extraños depositados en el organismo, normalizando, por ejemplo, el colesterol y otras disfunciones.

2°) Macerar o someter las hojas de áloe a bajos o altas tempe-
raturas, reducirlas a polvo, es limitar las propiedades medicinales
de la planta. Recoge las hojas siempre que las necesites; no las
almacenes por largo tiempo en heladera ni utilices otras formas
de conservación. Dirígete a la naturaleza siempre que necesites, y
ella responderá a la altura de tus necesidades. Prepara tu poción
en casa, tranquilamente; haz uso de productos industrializados
sólo cuando haya certeza absoluta de confiabilidad. No olvides
el factor económico: preparar en casa ayuda en tu economía...

3°) Evita enviar las hojas a otras regiones o continentes. Dios
colocó propiedades medicinales que deberán corresponder a
necesidades particulares del lugar, pueblo y de los animales que
se sirven de las plantas y hierbas, como tratamiento personali-
zado. Siendo así, creo que un mismo tipo de áloe, desarrollado
en Palestina, Israel, en el Nordeste brasileño, en el Sur de Brasil,
no sólo a lo largo del Mediterráneo, en la Argentina, en Méjico,
en el corazón de Africa, ciertamente presentará particularidades
pequeñas, pero significativas, típicas de la región, sin alterar la
esencia de la planta. Así, la vaca de la misma raza criada en la
pampa, en Holanda o Australia, producirá leche. Analizando el
producto habrá pequeños cambios, explicables por la diferente
alimentación, clima, agua y otros factores, aunque, claro está,
siempre será leche. Es cierto que el clima, la calidad del suelo,
el comportamiento atmosférico de la región ayudan a imprimir a
la planta alguna particularidad, sin afectar su esencia.

4°) Conviene que la persona aquejada de cáncer, durante los
días que esté tomando la poción de áloe, evite alimentarse con
carne de cualquier clase, así como derivados de origen animal.
La razón es simple. El cáncer vegeta, vive como parásito, en seres dotados de carne. Supongamos que el medicamento le haga
los efectos que determinado manjar arruinado o vencido haría a
nuestro estómago. ¡La persona, que lo aloja dentro de si, "tiene
la bondad" de socorrerlo en su indisposición o malestar, propor-
cionándole lenitivo! ¿Pero, tú no te habías propuesto acabar con

el maldito parásito? Surge la pregunta del enfermo: "¿Qué debo comer, entonces? ¿Justo ahora que estoy débil me viene a sacar la carne del plato, el alimento principal? ¿Tendré que morirme de hambre?" De ninguna manera. La carne no es esencial para la vida humana, ni siquiera para el anémico. Observando rápidamente nuestra arcada dentaria, vemos que el hombre posee solamente dos caninos en cada maxilar (con los cuales desmenuza la carne) separados por cuatro dientes incisivos (para cortar hojas y frutas), cuatro premolares y seis molares (para moler y triturar granos y raíces, etc.). Si el hombre necesitara tanto de carne, Dios le habría provisto más caninos para rasgar las fibras de la carne. Cereales (granos), frutas, verduras, legumbres, reemplazan a la carne, con ventajas para la salud de los seres humanos. Además de ser digeridos con más facilidad, son más económicos.

5°) Ya casi fue dicho pero, para que quede más claro, pienso que vale la pena insistir o recalcar, explicitando mejor el asunto. Escapar de la droga, del tabaco, del alcohol, como el diablo huye de la cruz, sería medida necesaria para nuestra salud. Los consumidores de alcohol, tabaco y droga heredan secuelas irreversibles, lesiones que ni Dios repara. Vigilar que los alimentos, especialmente legumbres, frutas y verduras, sean producidos sin herbicidas, insecticidas, abonos químicos, aunque pierdan en cuanto a la apariencia. Evitar bebidas y gaseosas en base a conservantes (¿por qué no preparar una limonada, un batido de fruta o legumbre, en lugar de la ya tradicional gaseosa?). Apoyar y promover campañas de esclarecimiento tendientes a mejorar la calidad del aire: hacer trabajo de concientización para que las industrias que contaminan el aire usen filtros. Insistir para que se produzcan autos y otros mecanismos con el mínimo de polución. Contribuir a que lleguemos a introducir hábitos alimentarios saludables, instruyendo a la opinión pública, usando los medios de comunicación social, poniendo en acción al individuo, a la sociedad y hasta al gobierno, a fin de alcanzar a todo el mundo. Conviene colaborar con la salud de todos los hambres. Aquí también vale el dicho: "¡Mejor prevenir que curar!" De poco valdría proceder a una limpieza total del organismo si mañana o pasado tú vuelves a intoxicarlo: sería como la política de limpiar un "chiquero"...

—¿Por qué su obsesión por divulgar esta receta?

—1) Ante todo, está el lado humano que habla claro.

Quiso el Destino que yo asistiese a los últimos días de mi padre. El gritaba de dolor como berrea un animal herido, víctima de tumor en el pulmón (fumaba desde la edad de 14 años), sin poder recibir ningún tipo de paliativo para sus dolores. Frente a aquella angustia e impotencia, yo me preguntaba: ¿Cómo se puede entender una situación así, con todos los progresos de la ciencia moderna? ¿No se logra descubrir un remedio para esta terrible enfermedad que arrastra sus víctimas inexorablemente a la muerte?

Y a mi padre, aunque tenla sólo 63 años, le fue preanunciada la muerte, dada su molestia pulmonar. Hombre fuerte, bien conservado, que hasta entonces no había sufrido ninguna enfermedad, como todos los demás afectados por ese mal, falleció exactamente ocho meses después del diagnóstico del cáncer.

En mi interior convulsionado procuré encontrar respuesta para aquel misterio insondable. Retumbaba en mí un trueno lejano: ¡debe haber un animal, una planta, un mineral en nuestra naturaleza que pueda resolver este dilema! Es preciso que haya algo que alivie los dolores de tantos enfermos.

Afortunadamente, diez años después de aquella pérdida, mi angustiante pregunta tuvo respuesta. El contenido de la respuesta es asunto de este libro, compartido con los lectores quizás envueltos en una tragedia semejante a la mía. Para muchos sirvió de alivio para el dolor.

2) Porque el sistema brasileño de salud, dada la inoperancia de la Asistencia Pública, se encuentra quebrado y desmantelado.

3) Porque la medicina oficial alcanzó niveles inaccesibles para más de 70% de la población.

4) No hay dinero que pague el precio de una vida, donde sea y de quien sea. Salvar una vida o prolongarla, proporcionán-

dole mejores condiciones, provoca fascinación, despierta algo así como un éxtasis. Fue lo que vivencié aquel domingo de tarde cuando, desde Cruz alta, me llamó por teléfono la madre de la muchacha que, aquejada de lupus, después de sólo tres semanas de tratamiento, logró verse libre de la enfermedad, según su dermatólogo, considerada incurable y que por tanto la joven, según lo presagiado, tendría que acostumbrarse a convivir con el problema hasta el fin de sus días... ¡Puedo imaginarme el clima de justa alegría y felicidad que invadió a aquella familia!... No dudo que clima idéntico pudieron gozar miles de familias gracias a esta receta, ingenua, barata y, en tantos casos eficiente.

5) El enfermo que salvé, misteriosamente, pasa a ser el hijo que no tuve, el hijo al que renuncié en pleno uso de la razón, a fin de poner todo el tiempo y las energías al servicio del Reino de Dios y de los hermanos, sean ellos cristianos, musulmanes, judíos, budistas, hombres o mujeres, jóvenes o viejos, negros o blancos, ricos o pobres. Por sobre tales accidentes, lo que importa es que se trata de seres humanos, todos creados a imagen y semejanza de Dios, con derecho a una vida digna y sana. Son criaturas a las cuales Dios reserva todo su amor. Si, muchas veces, gran parte de ellas no tiene acceso a lo que es esencial para la vida, ni a lo mínimo necesario, por serles impedido obtener su tajada de la torta, no es por culpa de Dios, ni porque su plan haya sido equivocado; se debe a la codicia y al egoísmo de los más fuertes y listos, que explotan y esquilman, con prepotencia, a los más débiles e indefensos.

6) En realidad, experimentando los maravillosos efectos de la fórmula en diversos enfermos que habían seguido, exhaustivamente, consejos médicos, sin ningún alivio y cuyo destino sería la muerte cercana, empecé a creer en ella, y de allí a ir en busca de la plataforma de lanzamiento, casi obstinado por difundirla, sobre todo ante su eficiencia frente a problemas vistos como insolubles por la medicina ortodoxa, fue sólo un paso. Fruto de eso, el presente libro, modesto como él solo, pero espero que pueda ser útil a alguna persona en aprieto o sin salida.

7) Tuve el privilegio de constatar resultados concretos con mis propios ojos, confirmados por familiares de los pacientes y, sobre todo, atestiguados por análisis médicos, respuesta cierta al final de problema, dado como causa perdida, si fuese tratado por las vías ordinarias.

¿Se entiende ahora mi manía de recorrer países y ciudades y hablar con las personas o alcanzarlas por la radio o la TV, sin ganar nada? ¡No hay ningún misterio! Todo muy simple, tan simple como agua que corre: es que todo eso puede salvar vidas...

—¿ Cuáles son los países que más han estudiado el áloe como planta que puede curar?

—Pienso que los Estados Unidos, al lado de Rusia, están muy adelante en esta carrera. Les sigue el Japón. A propósito, los japoneses, víctimas de la explosión de dos bombas atómicas hace 5 décadas, usaron ampliamente el áloe para auxiliar a los afectados por la radioactividad producida por aquellos diabólicos artefactos. Y el áloe respondió muy bien. Tanto que, hoy en día, personas que visitaron aquel país me aseguran haber notado que muchas casas y departamentos tienen su ejemplar de áloe en maceta, pues lo consideran como «la planta que cura todo". Alemania, Suiza, Italia, entre otros, utilizan mucho la homeopatía, incluso usando el áloe. Hay una competición general, en los laboratorios donde estudian la planta, para descubrirle nuevas facetas, y siempre hay sorpresas, ya que su riqueza es inconmensurable...

—*Dado que el áloe no siempre da resultado 100% como tratamiento contra el cáncer, además de la medicina ortodoxa, ¿conoce usted otras formas alternativas para combatir esa enfermedad?*

—Como el áloe no siempre cura el cáncer, en mis andanzas he conocido, sí, otras formas para ayudar al tratamiento de la enfermedad. He aquí algunas:

1) Euforbio: planta de la familia de las euforbiáceas (nombre científico; *Euphorbia tirucallis*), originaria de Africa, cultivada en el Brasil, principalmente en el Nordeste (cf. *Novo Diccionário Aurélio*, 1ª edición). Divulgador de la planta y curado por ella de una fístula pleural, el Padre Raymundo C. Welsenmann, S.J, es considerado una

autoridad en la aplicación del medicamento. Para mayores informaciones, encaminarse a la Livraria Pe. Reus, Rua Duque de Caxias, 705, teléfono 224-1352, Porto Alegre, RS.

2) Manzana: en Tel-Aviv, Israel, hay un rabino que trata personas con cáncer, aconsejándoles que se alimenten exclusivamente de manzana. En otros tiempos, yo leí en un viejo manual de salud que, comiendo determinado número de manzanas durante cierto tiempo, ocurriría una renovación completa de la sangre. ¿Quizás una realidad tiene que ver con la otra?

3) Miel: usar y abusar de la miel, especialmente en ayunas, por su poder cicatrizante y conservantes.

4) Agua: El Dr. Aldo Alessiani (Vio Giacomo Ferretti, 12— Roma, Italia—teléfono 0039682-4266), aplica un preparado a base de agua. Personalmente creo que, con la evolución de la homeopatía, dentro de no mucho tiempo se han de curar enfermedades, incluso las más graves, sólo con el uso de agua como materia prima. Aguardemos.

5) *Macherium:* extraído de nuestro angico, y "áspidos", extraído del palo pereira, dos árboles brasileños considerados anticancerígenos. El palo pereira "es ciego como la quimioterapia", aplicada por la medicina tradicional como terapia contra el cáncer: el áspidos va eliminando a las células muertas y enfermas, atacando, a continuación, también a las sanas. Esto ocurre si no hay vigilancia médica. Ahí viene el Macherium, que actuará como tentativa de neutralizar y reconstruir el "desastre ecológico" producido por su colega Aspidos. El mérito de este tratamiento a debe a Silvio Rossi (Vio Moncrivello, 04-10041, Carignano, Turir Italia, teléfono (011) 969-3285).

6) Adelfa: recogí esta receta de labios de una señor, palestina que vive en Jordania. En retazos de inglés, francés y árabe, logré entender su receta; hervir tres a cuatro hojas en un litro de agua durante unos 15 minutos. De la decocción, se toman dos cucharas de las de sopa antes de las comidas.

7) Ipé rojo: hace unos años apareció como el árbol salvador En la práctica el principio activo contra el cáncer está contenido en su cáscara y, además, solamente se encuentra en árboles adultos, con 50 años de vida.

8) Barro no contaminado por agrotóxicos; aplicado localmente en el enfermo, extrae muchos males de dentro del organismo inclusive el cáncer.

9) Muzurum: es planta ornamental color de sangre. Se hace té de una hoja en una taza de agua. Tómase el té. Si el cáncer es externo, se aplica la hoja hervida donde está el mal.

10) Vitamina C: Paul Haber desarrolló un producto vendido en cápsulas, a base de vitamina C, droga que ha curado casos de cáncer. Dirección: Fazenda Holandesa II, Rodovia Raposo Tavares, km 256, Caixa Postal 400, CEP 18725-000 Paranapanema  H, SP, teléfono (0147) 58-1121.

11) Polvo (harina) de aleta de tiburón.

12) Ortiga.

13) Bioenergética.

14) Cal y aceite.

Quisiera recalcar bien que no efectué pruebas con ninguno de los métodos aquí mencionados. Mi experiencia más amplia es realmente con el áloe, por tratarse de un nutriente para el organismo.

Nota bene: hemos citado algunos tratamientos contra el cáncer basados en el mundo exterior. El hombre, sin embargo, debe buscar dentro de sí mismo (cuerpo, mente, espíritu) el remedio para sus males. Si explota bien el potencial de toda su naturaleza, él obtendrá respuesta para todos los problemas de salud.

Toda planta manifiesta mayor o menor grado de toxicidad. En el caso especifico del áloe, la FDA, órgano gubernamental que controla rémedios y alimentos en los Estados Unidos antes de liberarlos para el consumo, declaró a la planta absolutamente segura.

# 7. INTERNACIONALIZACIÓN DE LA FÓRMULA

En el Brasil, las ocasiones de divulgar la fórmula, recogida en Río Grande, fueron limitadas. Siempre que pude hacerlo fue verbalmente o por correspondencia. Una sola vez tuve acceso programa de Heron de Oliveira, en vivo, en la Radio Indepente de Lajeado. Tan modesta divulgación repercutió en Rio Grande do Sul, Santa Catarina, Paraná, São Paulo y Minas Gerais, pero en ámbito reducidísimo.

La fórmula brasileña del preparado con áloe, miel y bebida destilada tuvo alcance internacional, partiendo del territorio de Israel, donde yo había ido a vivir y trabajar desde mayo del 91.

El verdadero trampolín para la internacionalización de la fórmula sucedió, casi tres años después, luego de una sucesión de curas en aquel país, siempre en contacto cuerpo a cuerpo.

En el ámbito internacional, la fórmula empezó a ser divulgada en noviembre-diciembre de 1993, a través de un reportaje publicado en la revista Terra Santa, editada en italiano, español (con suplemento portugués, francés, inglés y árabe, en una síntesis realizada por el Padre Fray Darlo Pili, OFM, beneficiado por esa fórmula, operado en el Hospital fray Agostinho Gemelli —donde fue operado el Papa Juan Pablo II en varias oportunidades—, de Roma, de tumor en la garganta, y según análisis médicos, perfectamente curado, artículo firmado por Vittorio Bosello, OFM. Obtenidos los beneficios del preparado y atribuyéndoles la cura, redactó una introducción muy simpática. Esa introducción sirvió de artículo para las revistas hermanas.

La receta recorrió los cinco continentes como reguero de pólvora. La noticia fue divulgada por otros diarios y revistas, dada su sensación, pues proclamaba bien claro que el ingenuo preparado podría curar cáncer y otros males, todo comprobado por hechos.

Veamos algunos testimonios de curaciones.

• Mis servicios, de cuatro años, prestados en la Custodia de Tierra Santa, en Israel, comenzaron el 7 de mayo de 1991. El país, isla hebrea entre árabes y musulmanes, todavía olía a pólvora, por el conflicto erguido contra las pretensiones de Saddam Hussein sobre Kuwait, conflicto que entró a la historia con el nombre de "Guerra del Golfo".

Los superiores, después de un mes de adaptación, decidieron mi primer nombramiento, a saber, el santo Sepulcro, el santuario cristiano más importante del mundo, ya que allí ocurrió el hecho histórico de la resurrección de Jesucristo de entre los muertos. Los grupos de peregrinos, debido a la Guerra del Golfo, quedaron reducidos al mínimo. En época normal, sin embargo, confluyen turistas, peregrinos y sacerdotes del Occidente cristiano que sueñan celebrar en aquel santuario por lo menos una vez en la vida.

Los tres frailes sacristanes no dan abasto cuando la afluencia de peregrinos es normal. Tienen la ayuda de un joven árabe cuyo nombre es Issa. Inmediatamente después del flujo de gente, observo que el muchacho desaparece de la sacristía y se traslada al Hospital Árabe de Jerusalén, a fin de someterse a aplicaciones no sé de qué género. Los cofrades me informan que el mozo tiene los días contados: sufre de linfoma ganglionar. Aprovechando los varios casos de éxito con el áloe, ofrecí mis servicios para salvar al joven árabe. El muchacho está vivo hasta hoy. Los médicos no entienden; en verdad, nadie entiende. El mozo vive su bella juventud y sigue en su puesto, feliz en la vida, atendiendo a los peregrinos que acuden al Santo Sepulcro, pidiendo el privilegio de celebrar una misa allí o participar de ella. Dirección: Convento del Santo Sepolcro, P.O.B. 186-91.001, Jerusalén, Israel, teléfono 009226273314.

• El segundo caso que socorrí, por orden cronológica, fue el del secretario de la Escuela de la Tierra Santa, de Belén, Israel.

Es que el día 31/8/91 los superiores tuvieron por bien trasladarme del Santo Sepulcro, Jerusalén, a la Cuna de Jesús, Belén, para allí prestar servicios como orientador de los estudiantes de filosofía y profesor de latín. Fue en esta comunidad que encontré al director de la escuela en verdaderos apuros, con su secretario en dificultades. Claro que ofrecí mis servicios. Y resultó lo que resultó, o sea, la total curación del secretario, que vive hasta nuestros días. Dirección: Terra Santa College, P.O.B. 91, Belén, Israel, teléfono (02) 74 22 37 ó 74 15 09.

• Cierta vez recibí una carta del Padre Alviero Niccaci, OFM, director del "Pontificade Athenaeum Antonianum" (de Roma), en su filial "Studium Biblicum Franciscanum", de Jerusalén, en la cual me informaba que el Padre Thomas, su estudiante hindú, había sido operado de un tumor cerebral, en el Hospital Hadassa. Siguió con infecciones misteriosas, que tuvieron como resultados enormes tumores en la cabeza y en el cuello, excretando pus y exhalando olores fétidos que lo obligaban a comer separado de la comunidad. Evidentemente, preparé la dosis, según la fórmula. Para abreviar, diré que el Padre Thomas, un hindú color de bronce, logró dar los exámenes del año lectivo y volvió a su India en perfecta salud. Dirección: Studium Biblicum Franciscanum, Via Dolorosa, P.O.B. 19424 - 91193, Jerusalén, Israel, teléfono: 00872.2.282936 0 2.628.0271. Fax: 00972.2.626.4519.

• Tendría mucho gusto en transcribir toda la carta según el original. Tú sentirías toda la solicitud y preocupación del director para con su discípulo. "Por favor, ayúdenos, si puede..."

• La Hermana Muna, libanesa, de las Hermanas de San José, es directora de la Escuela de la Tierra Santa, de Jerusalén, para niñas. De un día para el otro, la sometieron a la operación de un ovario. Ni dos meses después, le extirparon el segundo. No habían pasado otros dos meses cuando los mismos médicos del Hospital Hadassa, uno de los mejor equipados de Israel, localizaron un enorme cáncer en el útero de la religiosa. Según familiares, ella tendría 15 días de vida. Me fue solicitado intervenir con el áloe.

Eso sucedió en 1992. Si quieres creer, cree, pero la Hermana aún vive. Ella se controla sistemáticamente en el mismo hospital. Los médicos afirman que está curada, según los análisis. No saben explicar cómo esa mujer pudo salir con vida y volver a trabajar, reasumiendo su función de directora del Colegio. Dirección: École Secondaire de Terre Sainte -Srs. de St. Joseph de l'Apparition, Jaffa Gafe, P.O.B.14116-91140, Jerusalén, Israel, teléfono (02) 28 35 27.

• La Hermana Miriam, natural de Belén, Palestina, Franciscana Misionera de María, se acerca, preocupada por su sobrino, señor de menos de 50 años, acometido de cáncer en la garganta, operado (cirugía que duró once horas), con otros tres compañeros palestinos, en el Hospital de Hadassa. Ella imploraba que yo salvase a aquel hombre, pues él tenía hijos pequeños que criar. El agravante en él es que no tragaba. "Inventé" una forma para hacerle ingerir el preparado, única manera de salvar aquella vida: después de batida, filtré la crema, para que las partículas de la hoja no taponarán la cánula de la sonda, por la cual se alimentaba. Así consumió varios frascos. Final feliz: ¡el sobrino de la religiosa se trasladó a Jordania, donde administra propiedades! Lleva vida normal.

Sus tres compañeros, que sufrieron operación en la garganta, en el hospital de los judíos, sin ingerir el áloe, pasaron a la otra vida, uno después de otro. La Hermana Miriam vive en la Casa di S. Giuseppe, un santuario anexo a la Grotta del Latte. Teléfono: (02) 74 38 67.

• Hermana Margarita, italiana, de las Hermanas Franciscanas del Corazón Inmaculado de María, fue sorprendida por un tumor de mama. Se trató en el Hospital Italiano de Haifa, Israel. Informado sobre el problema, me ofrecí a prepararle el medicamento. Ella lo tomó. Se sintió tan bien que volvió enseguida a su puesto de trabajo. Ocurre que dejó de hacerse los análisis médicos para control. Se llevaba por el hecho de "sentirse bien". Y volvió a trabajar como siempre lo hiciera. En su interior, no obstante, el mal actuaba. Un buen día el cáncer se manifestó nuevamente. Antes de pasar un año, rindió su alma a Dios. Le faltó la observación y el examen de los análisis médicos, además de otro frasco de la poción. Sin control, el cáncer volvió con más violencia y se cobró otra de sus miles de victimas. Dirección: Scuola Interna "Maria Bambina", Suore Francescane del C.I.M., St. Francis Street, 13, P.O.B. 14017-91140, Jerusalén, Israel, teléfono (02) 28 28 23. La Hermana Margarita es el ejemplo más elocuente de que la persona que tiene cáncer necesita controlarse y hacer tratamiento, si no...

• A la sombra de la Basílica de la Natividad, en Belén, Israel, una señora ortodoxa, de 40 y pocos años, madre de familia, yacía en cama, sin poder moverse. Causa: cáncer de columna. Solicitaron mi colaboración. Tomó el áloe durante una semana. Se levantó y volvió a sus actividades domésticas, negándose, no se sabe por qué diantres, a continuar con la poción. No hubo caso: más o menos cuatro meses después, ella fallecía. Aquí, evidentemente, como en el caso de la hermana Margarita, faltó continuidad, perseverancia. Pero... hay personas que quieren morir. En ese caso, no hay remedio que cure. En tales situaciones el procedimiento sería asistencia psicológica para revertir el cuadro, o sea, despertar nuevamente en la persona el sentido de nuevos valores de la vida. Así podría suceder la cura.

• A la sombra de la Iglesia del Sagrado Corazón, administrada por los beneméritos Padres Salesianos, en Belén, Israel, una señora, todavía joven, había sido operada en el Hospital Haddasa. Varias complicaciones le hicieron pasar más de un mes sin poder evacuar. Echaron mano de nuestro preparado. Después de cuatro días de tratamiento volvió a evacuar. El áloe es laxante poderoso. Regula el intestino.

• El primo de Fray Toufic, libanés, mi clérigo, estudiante de filosofía en Belén, 20 años, yacía en cama, en la casa de los padres. Motivo: cáncer de columna. Lograba sentarse en la cama, con ayuda de sus familiares, pero no se mantenía en esa posición más de cinco minutos. El primo fraile, al salir de vacaciones, al final del año lectivo, llevó en el equipaje un frasco de áloe, ya pronto para el consumo, con la esperanza de recuperar a su primo querido. Fue lo que bastó. El muchacho, terminado el contenido del frasco, se irguió en el lecho y fue a visitar a los amigos y parientes, reanudando luego sus actividades.

• En Jordania, un muchacho con cáncer en el rostro—todo deformado por aplicaciones que recibía regularmente en los Estados Unidos —con tres dosis de nuestro preparado— conseguido por las Hermanas de Santa Dorotea, del seminario del Patriarcado Latino de Betjala, alrededores de Belén —quedó curado, prescindiendo, en adelante de los onerosos viajes al exterior.

• En el enorme convento de San Salvador, sede de la Custodia de la Tierra Santa, trabajaba como electricista, haciendo de todo, un señor llamado André, nacido en la ex Yugoslavia, casado con una árabe. Después de haber prestado relevantes servicios al convento durante años, y siempre en aquella habitual competencia, los frailes fueron obligados a exonerarlo contra su voluntad, pues se le diagnosticó cáncer de próstata, enfermedad que lo derrumbó. Los médicos intervinieron varias veces. En la última, hasta le sacaron los testículos, a fin de evitar que el mal se propagase por el sistema linfático del organismo, lo que precipitaría el fin. André quedó a merced de la silla de ruedas durante seis meses, dependiendo en todo de la esposa y amigos. A esa altura Fray Luis García —administrador del convento, con quien había mantenido relación más frecuente, dadas las funciones de ambos que se asemejaban— movido por la cura de su cofrade español Fray Carlos, de tumor en la cabeza —después de haber sido sacramentado y ya habiendo sido nombrado su sucesor— me pidió un frasco del "milagroso" preparado para su amigo André. El resultado fue el mejor que se podría imaginar: André quedó completamente curado. Como los frailes habían contratado los servicios de otro profesional, sin ocurrírseles que el enfermo pudiese recuperarse, terminaron quedándose sin André, pues las Hermanas de San Vicente, conociendo los excelentes servicios y encontrando aquel profesional disponible, no dudaron en contratarlo. André trabajaba con la comunidad de las Hermanas, al lado de la Jaffa Street, en Jerusalén, y ellas no quieren cambiarlo por nadie. Dirección: André Serna, 41, Bar Cokhva, French Hill, Jerusalén, teléfono: (02) 82 05 07. Dirección del Convento San

Salvador: St. Saviour's Monastery, P.O.B. 186, Jerusalén, 91001, Israel, teléfono (02) 28 23 54 ó 27 31 11-12-13.

• Uno de los casos más conocidos, divulgado por la revista Terra Santa, que llegó a todo el mundo, fue seguramente el de Geraldito, el pibe argentino que volvió a la patria, donde lleva una vida normal. Dirección de los padres de Geraldito: Juan Carlos y Alicia Hrubik, Aviador Chávez 2653, 1684, El Palomar, Buenos Aires, Argentina.

• Tengo casi una "fotocopia" de Geraldito, en los alrededores de Nazareth, Israel. Se trata de Seliman (Salomón) también atacado de leucemia. Según los médicos, debería hacerse un trasplante de médula, pero no se encontraba un donante, aunque él tiene dos hermanos, ambos son incompatibles. El padre, médico, aprovechando su amplia relación con los colegas, publicó avisos requiriendo donantes hasta en los Estados Unidos. Conociendo el caso de Geraldito, insté a María, la madre de Seliman, y le dije que "hacía fuerza para que no encontrasen donante", pues si él usaba el preparado de áloe, miel y bebida destilada, podría prescindir de eso. El niño empezó a tomar nuestro preparado hace más de tres años. No faltó a sus clases. Siempre pasó de año. Antes de que la familia saliera de vacaciones a Italia, al terminar otro año lectivo, Doña María me llamó por teléfono, feliz, asegurándome que su hijo acabó el año siendo el primero de la clase. Deseándole buenas vacaciones y feliz retorno, seguí deseando que no encontraran donante. Si el niño lo toma regularmente de tiempo en tiempo, el áloe garantizará su salud. El teléfono de Maria Seliman (familia Heibi es 04 94 57 64).

• Saliendo de Israel y alrededores, busquemos otros casos de cura. Un llamado telefónico de Bangkok, Tailandia, me informa que el padre salesiano Don Personini, de Bérgamo, Italia, aunque misionero en aquel país asiático, ordenó la preparación del áloe para su señora madre, de acuerdo con lo que había leído en la revista Terra Santa, último número de 1993, noviembre-diciembre. Resultado: su madre logró curarse. Su entusiasmo por el áloe es tal, que mandó una persona de confianza a Belén, Israel, para identificar bien la planta y llevar el remedio, ya listo, para el consumo de un niño que sufre de leucemia. Tal receta de la revista fue transmitida a Bérgamo por el Padre Personini a su hermana, que cuidaba de su madre enferma. El resultado final consta como fue recién relatado, narrado en correspondencia enviada a Belén. Pocas semanas después, llega un cofrade salesiano que había estudiado en Belén, en el Instituto Teológico Internacional, de Cremisan, cuyo viaje fue pagado por la familia interesada de Bangkok, sumida en el problema del hijo acometido de leucemia. El cofrade había viajado 15 mil kilómetros para aprender a preparar la poción y llevar varias dosis, ya preparadas, en su equipaje. Desde allá, como el sacerdote mantiene actividades apostólicas en Corea, me aseguró que llevaría el "secreto" a aquel país... A la vuelta, con escala en Europa, se dio una pasadita por la casa de la madre del cofrade, ya plenamente recuperada, en Bérgamo.

• Por intermedio de la redacción de la revista La Terre sainte recibo una carta, en francés, en la que me informan que una niña, Alla, es víctima de la radioactividad de Chernobyl. En sólo un mes de tratamiento con nuestro preparado, la niña volvió a Kiev, Ucrania, perfectamente curada. Alla tiene doce años. Es curioso el camino recorrido para que la cura llegase a Alla: un oncólogo de Moscú, Rusia, envió carta a Francia, donde Alla estaba de vacaciones, pidiendo que la niña se sometiese al tratamiento, usando la "fórmula de Fray Romano Zago". ¿Dónde se habrá enterado de esta receta aquel oncólogo? ¿Habrá aplicado la fórmula a otras víctimas de radioactividad? ¿Por qué no aplicarla a todas las víctimas de Chernobyl?

• A Rosita Gerardini, del Cantón de Ticino, en Suiza, le quedaban sólo tres meses de vida, según sus médicos; tenía cáncer en el hígado, el páncreas y la vesícula. Según preveían los médicos, ella tendría al final de la enfermedad, dolores tan terribles que nadie podría estar cerca a causa de los gritos. Tomó varios frascos. Prescindió de todo tipo de analgésico. No ingirió ninguna clase de remedio químico. Ella se apagó, a los 80 años, sin el mínimo dolor, consciente y lúcida, como vela que llega a su fin.

• El arzobispo de Belgrado —escribe Josephine, de Suiza, Minusio, Via dalle Vigne, 8, Bellinzona, con Lugano, capital de Ticino, cantón italiano— debido a un cáncer en el cerebro, no lograba ni siquiera firmar las tarjetas para desear felices fiestas. Ahora, tratado con la poción de áloe, dejó el hospital, trasladándose a una casa de sacerdotes ancianos. Recuperado de la ceguera, ya hasta lee diarios. Josephine recibe las informaciones en carta de propio puño de prelado.

• Las Hermanas contemplativas del Monastère Notre Dame de l'Assomption, de Beth Gemal, en los alrededores de Betshemesh, Israel, según testimonio de la Hermana Isabelle, siempre tuvieron mucha suerte con los frascos enviados hacia Francia y Bélgica, de donde la mayoría de ellas procede. Todas las dosis resultaron 100% efectivas.

• Hermana Lisette, de la iglesia de Santana, de Jerusalén, me visitó especialmente para agradecer la cura del misionero holandés Van Ass, de los Padres Blancos, que tenía cáncer de hígado. Teniendo pronóstico de tres meses de vida, según su médico, había abandonado su misión, en África, para morir en Holanda, su patria, que le daría la oportunidad de disfrutar de los recursos que un país del Primer Mundo ofrece a sus ciudadanos. La Hermana Lisette no supo informarme cuántas dosis de áloe ingirió Van Ass, pero me aseguró que el misionero volvió, feliz, al continente negro, donde se encuentra nuevamente, en perfecto estado de salud.

• Ida me llama de Lido, Venecia. Cuenta que su cuñado, Gianpaolo Bergantin, esposo de su hermana Silvana, operado de cáncer en el cerebelo, al ser examinado por el médico que lo operó, éste dijo que ni parece haber pasado por una intervención delicada como ésa. Su médico consideró el estado del paciente tan perfecto, que le reservó turno para el siguiente chequeo de control recién siete meses más tarde. El paciente, antes totalmente dependiente, ahora trabaja, maneja auto, come y duerme; en una palabra: lleva una vida normal. Cuál no fue mi sorpresa cuando recibí el aviso de que el trío había bajado del automóvil de su propiedad—manejado por el mismo Gianpaolo —frente al Monasterio de la Natividad, donde yo estaba hospedado, para hacerme una visita de agradecimiento.

• Doña Evelina Bell'Uomo, de Florencia, me telefonea diciendo que su hermana Teresa, que tiene cáncer en los huesos, hace mucho tiempo en silla de ruedas, está sintiendo que le vuelven las fuerzas. Posteriormente cuando estuve en Florencia, en julio del 95, encontré a Teresa, ama de casa, moviéndose sin dificultad por el hogar, ocupada con sus quehaceres domésticos, con un saludable color rosado, sonriente, feliz, sin necesitar siquiera de un bastón. La familia, en agradecimiento por la cura, quiere que le envié las medidas de la cuna del establo de Belén, porque piensa mandar hacer una cuna, trabajada en oro, para el Niño Jesús de la Gruta.

• El Padre Fray Vicente Iannello, OFM, guardián del convento de la Flagelación (Vía Dolorosa, P.O.B. 19424, 91193, Jerusalén, Israel), está eufórico. Su hermana, en los alrededores de Nápoles, hace "milagros" aplicando la "fórmula del Padre Romano Zago". Curó a una señora de cáncer cerebral, a un señor con cáncer de huesos y a otra señora que tenía cáncer en la garganta. Ahora está atendiendo a una niña que sufre de cáncer en el cerebro.

• Llamado telefónico del padre de Luciano Marotta, niño de quince meses. Los médicos del Hospital de Brescia dicen que habían tenido sólo un caso semejante al de Luciano, y no había resistido. Después del tratamiento, Luciano fue revisado. ¡Según el equipo médico, el niño no tiene ni una sola célula cancerosa! ¡Cuando fueron a presentarle el resultado de los análisis a la madre, que se encontraba en la habitación del niño, no pudieron contener las lágrimas de alegría frente a la vida nueva, renacida! El padre asegura que tiene toda la documentación guardada, a mi disposición, cuando yo la solicite. El padre quedó "flotando" ¡Dijo que ni sabe si cree, porque todo es demasiado hermoso!

• La Hermana Carla, madre general de las Hermanas del Corazón de Jesús, vino a visitarme, en Belén, acompañada de su secretaria, agradeciéndome por la cura del cáncer de seno, porque había recibido, a pedido, un frasco del preparado.

• Micol, de 13 años, de la región de Ancona, Italia, desde los cinco sufre de cáncer cerebral. Pasó por tres operaciones en el

Centro de Oncología de París, tal vez el más famoso del mundo. Ahora el "animal" volvió a atacar con furia redoblada. No hay cortisona ni morfina que calme el dolor de la niña. La hipótesis de una cuarta operación está totalmente descartada. Intentaron con un frasco de áloe. La niña se calmó. Ya anda en bicicleta, juega, charla. No obstante, el mal sigue en su organismo. Ingerida una segunda dosis y hecho el análisis, "la ficha de ella salió perfecta: limpita".

• Carolina, de tres años, hija de Rita y Paulo, de Florencia, tiene leucemia. Tomó un frasco, aunque estaba internada en el hospital para aplicación de quimioterapia. Del 70%, sus valores bajaron al 3%. Al explicar la lectura de los valores a los padres, legos en la materia, dijeron los médicos: "Antes del tratamiento, en el organismo de Carolina se podía observar algo como un desierto; ahora, se nota una abundante flora, aquí y allí, pero con reducidos síntomas del mal." Las últimas noticias aseguran que Carolina se siente bien. En acción de gracias, Paulo y Rita, felices por la cura de Carolina, me consultaron para adoptar una criatura.

• El Padre Fray Lorenzo, OFM Conv. de Parma, sufre de cáncer de próstata. Los médicos le abrieron el bajo vientre. No había nada que hacer. Antes de cerrarlo, de común acuerdo, decidieron practicar una colostomía en el paciente para que, según su situación de recuperación, quién sabe, hacer algunas aplicaciones de radioterapia y quimioterapia, para tratar de prolongar la vida del fraile. Pero Fray Lorenzo tenía un ángel de la guarda que empezó inmediatamente a prepararle el áloe. Resumiendo la historia: tres meses después de la operación, Fray Lorenzo se encontraba en condiciones de salud tan increíbles que los mismos médicos que habían hecho la primera cirugía "le sacaron la bolsa artificial" y él volvió a ser como Dios lo creó. Hoy, Fray Lorenzo vive sus 70 años, risueño, feliz, buscado por todo el mundo como confesor y carismático, muy querido en la ciudad. Fray Lorenzo ya es otro caso más de los varios conocidos que, habiendo sufrido una colostomía, volvieron a su estado anterior a la cirugía.

• El Sr. Gregorio, de Milán, tiene un cáncer de nueve centímetros localizado en la vejiga. El equipo médico de Como está listo para la operación. Sacar la vejiga. El hombre se aterroriza y me telefonea, pidiendo socorro. Después de un frasco de áloe, el tumor, de nueve centímetros, quedó con apenas dos. Después de una segunda dosis, Gregorio no tenía más cáncer. El equipo de Como quedó desconcertado. ¡Gregorio va y viene con la vejiga que Dios le dio! En la charla que hice en Milán, un domingo de tarde, estaba nuestro Gregorio —"feliz de la vida" es su sobrenombre— dando testimonio.

• Christopher, de seis años, con leucemia, vino con los padres Joaquim Eugênio y Doña Fátima a Belén, para una visita. Los médicos le habían dado dos meses más de vida. Pero interfirió el áloe. Antes andaba en silla de ruedas; después empezó a caminar sin ayuda de nada y de nadie, rengueando un poco de la pierna derecha, nada más. Después de una segunda dosis, hecha en Belén, el padre, pasadas dos semanas, me telefonea diciendo que el plazo fatal previsto por los médicos para Christopher se venció, afortunadamente. Y el niño ni renguea más. Superó la anemia. El matrimonio quiere llevarme a Africa del Sur y Mozambique, a fin de difundir nuestra fórmula y beneficiar a las personas de allá. La familia de Joaquim Eugiænio Ferraz y Doña Fátima vive en Pretoria. Antes de partir de vuelta a casa, Christopher insistió en dejarme un reloj, de recuerdo, porque, según él, me debe su curación. En verdad, se la debe al áloe y al preparado derivado de éste.

• Los esposos Flavio y Margarita Basso, de Trento, Italia, vinieron a Lonigo en busca de solución para su hijo de 35 años. Al salir de vacaciones con la familia, en julio, André sufrió un súbito ataque de epilepsia, el primero de su vida. Internado, médicos sospecharon que quizá no se trataba del citado mal. En realidad, repetidos los análisis, surgió el veredicto final: cáncer en el cerebro. El muchacho fue perdiendo los movimientos del lado izquierdo; no hablaba. El cuadro era desolador para la joven esposa y toda la familia. Echaron mano del áloe. Después de consumir dos frascos, en un mes, recuperó los movimientos y el habla. Todo indica que el caso va a tener un final feliz.

• Antonia Venzo Fridosio (Vio Giusepe Zuccante, 355, 36040, Grancona, Vicenza, Italia, teléfono 0039444 88 95 42) comienza a notar que su hijo menor, de seis años, presenta reacciones un poco raras y que le preocupan. ¿Serían manifestación de algún desequilibrio interior? Mateo siempre había sido un niñito normal. Llevado a Verona, los médicos, después de varios análisis, detectan dos focos de cáncer en el cerebro, responsables seguros de una epilepsia futura. ¡Imagínate la preocupación de esa madre! Antonia, por iniciativa propia, aplica el medicamento al niño, no tan severamente, porque el hijo está en la guardería. Por consiguiente, la dosis del mediodía "quedó en nada" o fue obviada, pues en el establecimiento nadie se preocuparía por el problema. Terminado el contenido del primer frasco, Doña Antonia vuelve a Verona para los controles. Para sorpresa suya y de los médicos, los dos focos habían sido desanidados.

• Doña Miriam, una judía que vive en la Sokolov Street, 16A, Jerusalén (teléfono 02 618025/02 638003), supo sobre los efectos del áloe. Me invitó a su casa para que le enseñase el "secreto". Ella tuvo el cuidado de prestarme su delantal de ama de casa, para que yo no ensuciara mi hábito franciscano. Delante de sus ojos, preparé dos dosis, una para ella y otra para el marido. Quería probar los efectos en su propio cuerpo. A partir de este primer frasco Doña Miriam se hizo difusora del preparado entre los parientes, amigos y personas de su relación, tanto en Israel como en Italia. Tuvo la alegría de curar a muchos hermanos. Doña Miriam, es bueno que lo diga, cultiva casi un culto por los franciscanos, porque Fray Ricardo Niccaci, en Asís, en la época de la Segunda Guerra, en ocasión de la persecución contra los judíos, salvó a la familia de Miriam, escondiéndola en el altillo del convento, ante los ataques antisemitas. Lo cierto es que el preparado de áloe, miel y bebida destilada ha sido difundido entre los judíos.

• En el sector de biología del Hospital Hadassa, en Jerusalén, es posible tratarse con la poción. Justamente, fue allí que la paciente Hermana Muna oyó de los médicos que la trataron: "¡Qué bueno es este remedio de Fray Romano!" El mismo preparado se encuentra en hoteles que reciben huéspedes con enfermedades de piel (lupus, psoriasis, etc.), consideradas incurables en el ámbito de la medicina tradicional y, junto con el lodo medicinal del Mar Muerto (Sodoma y Gomorra), sirve como terapia para esos enfermos.

• La Dra. Enza Capaci de Palermo, Sicilia, Italia, siempre que le aparece un paciente con la enfermedad, aconseja, antes de cualquier otra terapia, una o dos sesiones con la poción de áloe, miel y grappa. Ella dice que, hasta ahora, el áloe nunca dejó de producir algún efecto benéfico, aunque sea modesto; por ejemplo, el alivio de los dolores.

• De Ravena me telefonea Rogério, el día 24/2/94, diciéndose aquejado de cáncer en las cuerdas vocales. Me pide que le envíe una poción lista para consumo, a través del portador. El preparado es despachado con urgencia, ya que su voz va desapareciendo rápido. ¡Qué alegría recibir, el día 20/5/94, un segundo llamado de Rogério, en el cual me informaba, feliz de la vida, que su voz había vuelto a la normalidad (en efecto, hablaba normalmente) y los análisis aseguraban que no había cáncer!

• La Hermana Emilia Birck, FDC, que actúa en Inglaterra (Convent of Sacred Heart, Swaffha, Norfolk, PE377QW, teléfono 0770724577), me escribe contando que la profesora de Educación Física de su Colegio, aún joven, había presentado su renuncia al cargo, por tener un cáncer. Le respondí rápido, que aplicasen de inmediato el preparado. Dicho y hecho: la joven profesora ya volvió a su trabajo.

Podríamos extendernos en más y más páginas, relatando los casos de cura, hechos y más hechos. Si el lector tiene interés, basta ver mis agendas de los cuatro años que trabajé en Israel. Prácticamente todos los días se menciona un hecho, a veces con el nombre de la persona, dirección y teléfono.

La enfermedad es señal segura de que el organismo no está como debería. Tú puedes restaurar la salud por medio de la alopatía, homeopatía, isopatía, etc. La alternativa del tratamiento con áloe se llama fitoterapia, o sea, tentativa de cura por la planta, método conocido y divulgado hace milenios, sobre todo por la medicina oriental.

# 8. COMPOSICIÓN DEL ÁLOE

A través de los milenios, el áloe fue conocido y entró a la Historia, en las más diversas culturas y civilizaciones, como planta del mito y de la magia, sirviendo incluso como planta medicinal, aunque con frágil fundamentación científica. "Los usos medicinales y curativos del *Áloe vera* fueron descriptos en varios textos médicos desde el siglo 11 después de Cristo hasta el siglo XVII, aunque los análisis químicos de materias orgánicas fueron virtualmente desconocidos hasta el siglo XIX. Fue en el año 1851 que la sustancia viscosa, amarga y oscura extraída del *Áloe* fue cristalizada e identificada como Aloína". (Cf. La cura silenciosa, p. 65) Fue clasificada como un catártico y el uso farmacológico empezó el camino que le daba la primitiva importancia y que sirvió para identificar la planta durante un siglo. Sus propiedades curativas permanecieron dudosas, más bien conservando siempre connotaciones de índole folclórica o mística.

Desde los años 30 de siglo XX, se abre una larga lista de estudiosos que se dedicaron a la planta, examinándola minuciosamente, analizándola por fuera y por dentro.

—Fueron Collins y Crewe, en los años 30, que ensayaron los primeros pasos para dar base también profesional a la planta. Trataron, con éxito, quemaduras de piel causadas por radioactividad. Seria el inicio de la larga marcha para develar las maravillas que el áloe contiene.

—Ya en 1938, Chopia y Gosh identificaron los principales ingredientes de la planta, como emodina, aloína, ácido crisofánico, resina, goma y vestigios de óleo volátil y no volátil. Importante colaboración.

—Sin embargo, fue en 1941, con los esfuerzos del Prof. Tom D. Rowe, que el áloe tuvo su primer estudio detallado. Fue Rowe quien, por su persistente dedicación a la búsqueda de la verdad, por el análisis químico de la planta, resaltó lo importante para darle credibilidad.

—En el estudio fitoquímico de la hoja del áloe, Tom D. Rowe y Lloyd M. Parks hicieron el más amplio análisis químico de la planta y expusieron sus hallazgos en el Diario de la Asociación Farmacéutica de América.

—Podemos agregar otros nombres de científicos de mérito a la lista, a riesgo de omitir figuras de renombre. Destácanse Gottshall, Lorenzetti, Maria Luisa d'Amico, G.A. Bravo, Icawa, Niemann, El Zawahry, Hegazy, Helal, Gumar Gjerstad, G.D. Bouchey, Ruth Sims, E.R. Zimmermanbnm, Knichi Imanishi, T.E. Danhof, Fujita, H. Tsuda, K. Matsumoto, M. Ito y I Hirono, entre otros, cada cual con su importante contribución para completar los conocimientos de esta maravilla de la naturaleza.

—Sin entrar en el mérito de los descubrimientos de cada ciencia, ¿qué encontraron de útil en el áloe, después de veinte años de intensos estudios, para el género humano y/o animal?

1) *Lignina:* sustancia semejante a la pulpa, que existe en una formación con celulosa. Compone el gel de la hoja del áloe. Su presencia denota una gran capacidad de penetración en la piel humana. Por el momento se desconocen sus propiedades medicinales.

2) *Saponinas* son glucósidos que poseen no sólo capacidad antiséptica y de limpieza, sino que son, también, soberbios agentes saponificantes, muy usados en cosméticos, tales como champús.

3) El *compuesto antraquinónico* las antraquinonas son consideradas como agentes laxantes, conocidas como formidables exterminadoras de enfermedades. Se sabe que las antraquinonas

son agentes bactericidas valiosos, en la misma línea tradicional de los antibióticos, con muchas de sus propiedades, aunque con menor toxicidad y mayor capacidad virucida.

3.1) Aloína es una resina libre, un extracto hidrosoluble del áloe. Presenta un color que va del amarillo limón al amarillo oscuro. Gusto fuertemente amargo. Oscurece al contacto con el aire y con la luz. Tiene acción catártica.

3.2) *Barbaloína:* derivada del áloe en forma cristalina, aumenta la potencia de la antraquinona. Catártica, con efectos espasmódicos sobre el aparato digestivo, la barbaloína es considerada eficaz como analgésico.

3.3) *Isobarbaloína:* es un isómero de la barbaloína y, subsecuentemente, más concentrado.

3.4) *Glucósido barbaloína:* es una resina cristalina formada del áloe. Los productos transformados desde él son las antraquinonas compuestas, el antraceno, los antranoles y el ácido acético, especialmente eficaces como inhibidores del dolor; contiene propiedades antibióticos acentuadas.

3.5) *Áloe emodin lemodin;* es una forma amarilla cristalina del áloe. El nombre es hidroximetilantraquinona. Conocido por sus efectos laxantes, posee ciertas cualidades antinfecciosos relacionadas a muchas antraquinonas. Probados individualmente para observar su capacidad para inhibir al stafilococcus aureus, el Áloe emodin y el emodin fallaron; probados en conjunto, mostraron ser bacteriostáticos de amplio espectro.

3.6) *Ácido aloético:* su referencia técnica es la hidroximetilantraquinona, ácido aloético y Áloe púrpura. Es un derivado del Áloe emodin. Sus contribuciones efectivas de cura son desconocidas, salvo su participación en la antraquinona compuesta.

3.7) *Oleo etéreo:* el extracto líquido, relacionado al óleo de éter, contiene muchas propiedades anestésicas y analgésicas encontradas en el éter, menos la toxicidad específica.

3.8) *Ácido crisofánico:* la metilantraquinona derivada del Áloe emodin es conocida por el tratamiento eficaz de enfermedades crónicas de la piel, tales como psoriasis y tricofitosis.

3.9) *Ácido cinámico* es relacionado a los compuestos del

cinamomo y con elevada actividad carminativa y digestiva; estos ácidos son considerados útiles como germicidas, fungicidas y detergentes.

3.10) *Éter del ácido cinámico:* es una enzima hidrolizante o proteolítica, producida por la acción del ácido cinámico en el cuerpo humano. Esto perpetúa la descomposición enzimática del tejido necrosado y puede actuar como analgésico.

3.11) *Resistentes:* el alcohol es derivado de los ácidos cinámicos, y es interactivo con éstos; los resistanoles son considerados poseedores de ciertas capacidades bactericidas, aunque, probándolas aisladamente, no lo muestren.

4) *Ingredientes inorgánicos y minerales:* son clasificados como elementos minerales en el cuerpo humano. Son nocivos en grandes cantidades y también cuando están ausentes. Son interactivos con ciertas vitaminas, con las coenzimas y con las enzimas proteolíticas.

4.1) *Calcio:* es reconocido como esencial para el cuerpo humano. Tal vez tan importante como el hierro, es especialmente necesario para el crecimiento de los tejidos óseos jóvenes o para la regeneración de tejidos óseos dañados. Está invariablemente interconectado con el fósforo. El exceso de calcio en el organismo puede crear deformaciones óseas anormales, depósitos calcificados y tejidos endurecidos; la carencia del mineral causa formaciones óseas débiles. Su importancia en la reconstrucción es inconmensurable.

4.2) *Sodio, potasio y cloro:* son sales básicas del cuerpo y están fuertemente interrelacionadas. El sodio y el potasio son particularmente importantes para el cuerpo humano, esenciales para la regulación del metabolismo. Las sales de potasio son factores esenciales por facilitar la expansión y la contracción muscular, la retención de agua y el equilibrio de la química corpórea. El sodio es imprescindible para el equilibrio normal del agua; especialmente importante en la regulación del metabolismo adulto y necesario para la estabilización de las hormonas drenalínicas, como las aldosteronas. El cloro es menos significativo por sí, en el sentido de que no hay un mínimo establecido, pero es importante en la formación del cloruro de sodio y del cloruro de potasio y en otros minerales de combinaciones clóricas. Los tres elementos son esenciales en la regulación del flujo de otros elementos en la química del cuerpo y facilitan el flujo natural del proceso de cura.

Deficiencias de estos elementos minerales pueden causar efectos graves en el cuerpo. La carencia de potasio puede explicar constricciones musculares (calambres), vértigo y hasta ceguera temporaria. La deficiencia de sodio puede provocar extremada pérdida de energía, naúseas y serios problemas metabólicos. Mucho cloro en el organismo puede causar una agresión tóxica y producir infecciones peculiares. La presión alta y complicaciones cardiovasculares, pueden explicarse por exceso de sodio en el organismo.

4.3) *Zinc:* tal vez, el más ampliamente utilizado en trazas minerales. No hay ninguna cantidad mínima nutricional establecida para el zinc en el organismo, aunque haya un nivel establecido de importancia. Está íntimamente asociado a las proteínas de los alimentos y es predominante en algunas fuentes de grano natural y en los pescados. Las disfunciones causadas por la falta de zinc explican problemas de anemia e hipoglandismos. Hallazgos recientes indican que el zinc está directamente vinculado a la potencia sexual y a complicaciones genitourinarias. En gran número de hombres, la prostatitis tiene su explicación en la deficiencia de zinc. El exceso de zinc inhibe el efecto de otros minerales, especialmente el hierro.

4.4) *Manganeso:* considerado esencial para el ser humano. Encuéntrase en los huesos, hígado, pituitaria, glándula pineal y glándulas mamarias. La falta de este elemento mineral causa crecimiento retardado, desórdenes nerviosos e infertilidad.

4.5) *Magnesio:* está relacionado, en sus propiedades y composición química, al manganeso, pero conduce funciones diferentes. Se encuentra predominantemente en el hígado y en los tejidos de los músculos. Importante para madres que amamantan y para el desarrollo de los bebés. Niveles significativos de deficiencia de magnesio pueden causar el síndrome de mala absorción, alcoholismo crónico, hiperirritabilidad, vasodilatación, convulsiones. El magnesio está relacionado con el calcio y el potasio en la regulación de metabolismo humano.

4.6) *Cobre:* como elemento metálico, el cobre no es fácilmente consumido por el organismo humano. Del cobre ingerido, solamente 30% es absorbido; el resto es eliminado por el proceso de excreción.

4.7) *Cromo:* es significativo en el organismo humano, especialmente por sus activaciones de enzimas a través de la síntesis de ácidos grasos y del colesterol. Queda almacenado sobre todo en el bazo, riñones, testículos, corazón, pulmones y cerebro. Es encontrado en muchas enzimas y en moléculas de ARN. El organismo deficiente en cromo será especialmente susceptible al retardo de la tolerancia glucósica y al azúcar relacionado a enfermedades como diabetes.

No hay ningún indicio de que el áloe contenga hierro o minerales sulfúricos, aunque contenga derivados mucopolisacáridos como la metionina y la cistina, que son sulfatos aminoácidos. Lo que se sabe es que existen elementos posibles no mucopolisacáridos del gel de la hoja que son capaces de estimular la actividad mineral en el organismo humano.

Los minerales son de difícil absorción y fácilmente excretados por el cuerpo. Su participación en el proceso de cura impone su reposición como una necesidad.

5) Hablar de vitaminas es abrir amplio debate. En cuanto a las dosis mínimas hay cierta unanimidad, pero los niveles máximos todavía no fueron establecidos. Así, es aceptado que ingerir vitaminas A y K, en altos niveles, puede crear efectos negativos. Aún en tiempos de tantos conocimientos, todavía no sabemos bien cuán necesarias son las vitaminas para la nutrición, así como su papel real sobre el cuerpo humano. No sabemos qué tipos de vitaminas son esenciales a la nutrición, ni si son vitales para la supervivencia. En la práctica, si el organismo se debilita o enferma, son las vitaminas los primeros elementos que tienen que ser repuestos para que el organismo recobre la salud.

No intentamos afirmar que el áloe contenga todas las vitaminas necesarias para reponer la nutrición perdida durante la enfermedad. Afírmase que hay vitaminas presentes en el gel de la hoja de áloe. Veamos breves informaciones sobre las vitaminas esenciales presentes en el áloe.

5.1 ) *Vitamina B1:* también conocida como tiamina o orzarían. Se relaciona directamente con el apetito, el crecimiento de los tejidos humanos, la digestión, actividades nerviosas y producción de energía. Su ausencia causa edema sanguíneo y neuritis.

5.2) *Niacinamida (niacin):* es una combinación enzimática de ácido nicotínico y enzimas triptofánicas. Su actividad nutritiva en el cuerpo es importante, diría que esencial. No sólo suministra un agente coenzimático con eficacia contra enfermedades y dermatosis, sino también suministra hidrógeno y colina a los agentes del metabolismo, siendo una fuente de energía básica.

5.3) *Vitamina B2:* más conocida como riboflavina, actúa como una coenzima en el sistema respiratorio. Es la primera constituyente de las proteínas de los condimentos, esenciales para mantener la salud de la piel, y reducir la oxidación de los sistemas y tejidos del ojo. Es el principal agente en la revitalización de la sangre; su ausencia puede causar anemia.

5.4) *Vitamina B6:* más conocida como piridoxina, es una coenzima en muchas fases del metabolismo del aminoácido y es esencial en la formación del crecimiento. Es la vitamina "donadora de vida". Aunque sus propiedades interactivas en la regeneración de los tejidos no sean medidas, su importancia, no puede ser negada.

5.5) *Vitamina C (ácido ascórbico):* probablemente la vitamina más conocida del mundo, está contenida en el complejo del áloe. La vitamina C es más reconocida o proclamada como preventiva de enfermedades. En dosis elevadas y continuas, previene desde resfríos hasta infecciones estreptocócicas y pasó a ser el tratamiento más conocido en el mundo contra catarros y gripes. Hay científicos que combaten tales creencias, porque la vitamina C ha fallado en pruebas. Es cierto que es un catalizador para el organismo humano, que aumenta el nivel de tolerancia a los resfríos y gripes, además de funcionar en el metabolismo de las enzimas por promover el crecimiento de los tejidos, la cura de las heridas, la síntesis de los polisacáridos y la formación del colágeno. Combate la infección y es esencial en la formación de los huesos y dientes.

5.6) *Vitamina E:* farmacológicamente, pertenece a la familia de los tocoferoles, sintetizada como a-tocoferol. Era conocida como "factor x". Quizás el aspecto menos conocido del áloe sea lo que esta vitamina representa. Se relaciona con la salud de la piel, el crecimiento del tejido saludable, especialmente de los tejidos que requieren la máxima eficacia de los ácidos grasos, órganos como hígado, riñones, intestinos y genitales. Promueve la producción saludable de la médula ósea y del tejido sano. Su falta en el organismo puede causar problemas de piel, anemia y deformidades óseas. En altas dosis, ayuda a eliminar infecciones. En uso tópico e interno, trata pacientes con quemaduras. Hay indicios de que es eficiente contra agentes encontrados en el alquitrán de los cigarrillos y en gases como los nitritos y otros, altamente tóxicos. Tiene larga tradición de ser eficaz en las insuficiencias respiratorias, pulmonía y asma. Protege los ácidos grasos, absorbiéndolos y ayudándoles a hacer una rápida conversión en proteínas, para que contribuyan en la eliminación de las molestias. Encuéntrase presente en gran cantidad en el gel de la hoja de áloe, bajo la forma de oxidotocoferol.

5.7) *Colina:* es todavía enigmática en el organismo humano. Forma parte del grupo de vitaminas del complejo B, pero no actúa sola. Funciona bien con la vitamina E, sobre todo en el metabolismo de los tejidos grasos y de la actividad enzimática. Funciona para prevenir disturbios del hígado y de los riñones, siendo esencial en la regeneración de los tejidos.

5.8) *Ácido fólico:* es otra vitamina que funciona mejor en conjunto con otras, en particular con las del grupo B. Es estimulada por el ácido ascórbico (vitamina C), que parece ayudar a su participación en la actividad enzimática. El ácido fólico fue considerado muy útil en la estructura de la sangre y en el combate de la anemia.

Es necesario subrayar que el contenido vitamínico del áloe, con todas las vitaminas y minerales presentes, es encontrado en las dosis mínimas requeridas para uso diario. Es tarea de la técnica y de la medicina complementaria lo que le falta a la planta frente a las necesidades de un organismo deficiente. Aunque algunas vitaminas y sales minerales estén presentes en cantidad modesta, se conoce su importancia y el efecto desencadenante que muchas ejercen sobre otras, y sobre su actividad enzimática en el organismo. Según patrones comunes de medidas científicas, las vitaminas y sales minerales pueden no tener responsabilidad específica en los procesos de cura. En presentaciones aisladas, la mayoría ha fallado en las pruebas de laboratorio. Lo que pasa es que lo que importa o debe importar es el conjunto de los ingredientes: ¿Habría, pues, un ingrediente activo que devele el misterio del áloe, de modo que su credibilidad pueda ser fundada objetivamente y su respetabilidad sea permanente, de una vez por todas? La respuesta es que el ingrediente activo actúa por sinergia. Sinergia significa, literalmente, la acción conjunta de dos o más agentes para crear un efecto sobre el todo, que es mayor que la suma de las partes. Comprendido tal principio, se aclara que muchos elementos, que prometen notables poderes de cura, considerados esenciales en el proceso vital de un cuerpo saludable, tomados aisladamente, en la mayoría de los casos, fallan o pueden producir resultados dudosos. Parece claro, hasta aquí, que muchos de los compuestos antraquinónicos, de los minerales, de las vitaminas, cuando son detonados sinérgicamente, muestran efectos diferentes, animadores, cosa que no puede constatarse en laboratorio. *Cuanto más se recalque esta sinergia, mejor serán entendidos los componentes del áloe. Es el conjunto lo que hace que esta planta sea perfecta. Lo malo de las pruebas es que analizan una parte, y ésta puede no satisfacer la expectativa de la hipótesis por lo que se infiere la ineficacia del todo...*

6) Los *mucopolisacáridos,* identificados en el áloe: son celulosa-glucosa, manosa, ácido uránico, aldonentosa y L.triarmosa.

7) Las *enzimas* (incluyendo los grandes complejos proteolíticos), identificadas en el gel del áloe: son la oxidasa, la catalasa, la amilasa, la celulosa y la alinasa.

8) Los *aminoácidos,* identificados en el gel del áloe: son lisina, treonina, valina, tionina, leucina, isoleucina, fenilanina, histidina, arginina, hidroxiprolina, ácido cuparático, serina, ácido glutámico, prolina, glicerina, alanina, cistina y tirosina.

Puede parecer que la lista es muy larga. En verdad, debería ser mucho mayor. En el caso de las enzimas, constan sólo cinco. Por la evidencia de los azúcares-reductores y de los aminoácidos, se puede presumir la existencia de, como mínimo, otras veinte a treinta enzimas. Según las últimas estimaciones, hay cerca de 900 enzimas identificadas en el cuerpo humano. Y son muchas más.

En el caso de los aminoácidos, la situación es más compleja. Hay 22 aminoácidos que tienen que estar presentes en el cuerpo humano saludable. Ocho de ellos son considerados esenciales, porque pueden fabricar otros aminoácidos en el organismo. Pues en el áloe son encontrados 20 de los 22 aminoácidos, así como siete de los ocho que son esenciales. El octavo, triptofano, que parecía que nunca sería identificado, es conocido como constituyente del complejo niacinamida; su presencia en el áloe es vista como muy probable. Tan cierta es la posibilidad de su existencia que la presencia del complejo aminoácido en el áloe es completa. Además, estos aminoácidos pueden combinarse matemáticamente en un enorme número de combinaciones. Sólo intentamos dar un ejemplo del gran potencial de cura contenido en el áloe.

Para ver el sentido de la participación de estos elementos en la cura de las enfermedades del cuerpo, tenemos que entender las necesidades básicas del mismo. Ante todo, el cuerpo es un compuesto de muchas sustancias químicas. Las más importantes para la vida y la salud son las proteínas. La molécula de proteína es constituida por numerosos compuestos diferentes llamados aminoácidos, usados para dar energía al cuerpo y dejarlo libre de enfermedades.

Ciertas proteínas actúan como catalizadores. Su propiedad es acelerar los procesos químicos necesarios para el organismo sin alterarse en sí mismas. Estas proteínas son llamadas enzimas. Todas son proteínas que funcionan como reguladores de la delicada química del cuerpo. Decimos "delicada" porque estas enzimas se descomponen fácilmente y, neutralizadas, aun en pequeño número, los resultados son enfermedades e incluso la muerte.

Las enzimas más significativas son aquellas que catalizan las reacciones hidrolíticas (o absorbentes de agua) en el organismo. Son llamadas hidrolizantes o, más específicamente, enzimas proteolíticas. Cada grupo tiene ciertas tareas simplificadas, para llevar elementos introducidos en el organismo, reducirlos, capacitándolos para reconstruir proteínas saludables.

Cada enzima hidrolizada pertenece a su propio grupo, de acuerdo con una de las tres funciones. Aquellas que descomponen los carbohidratos (almidones y azúcares) son llamadas amilasas. Aquellas que reducen las grasas son llamadas lipasas y las que descomponen las proteínas son llamadas proteasas. El hecho de que dos de estos tres grupos se encuentren en el gel del áloe explica la razón de su eficacia en auxiliar la digestión.

Existen, también, grupos de enzimas de acuerdo con otros niveles de funciones. Enzimas oxidantes que reducen elementos básicos (agua, peróxido de hidrógeno, etc.). Enzimas hidrolizantes que descomponen alimentos sólidos. Y las coenzimas, que funcionan como bases para la reconstrucción de los aminoácidos compuestos.

Cuando todas las funciones orgánicas trabajan en armonía, y las enzimas y los aminoácidos actúan en la recomposición de las proteínas, el organismo permanece saludable. Aun en casos de traumas suaves, como fatiga, enfermedades moderadas, daños mínimos, el proceso enzimático proteolítico es suficiente para expulsar a las bacterias infecciosas y capacitar al cuerpo para curarse. Con frecuencia esto es facilitado por la nutrición adicional de vitaminas, sales minerales y la ingestión de alimentos saludables.

Cuando el trauma se torna muy severo y las bacterias causan daño a los tejidos, reduciendo capacidad de las proteínas para formar anticuerpos a fin de expulsarlas, el organismo humano necesita de la ayuda de una fuente externa. Simplemente, la ingestión nutricional no puede ser hidrolizada tan rápido. El organismo, requiere, entonces, una medicación.

Esta medicación viene, la mayoría de las veces, en forma de drogas o antibióticos, muchos de los cuales son sumamente tóxicos. Aunque puedan ayudar a los anticuerpos en la lucha contra la bacteria causadora de la afección, ellos crean, muchas veces, efectos secundarios indeseables, lesionando el organismo en otras áreas, de modo que se vuelve susceptible a otras formas de enfermedades, y pueden crear reacciones alérgicas con serias implicancias. Con frecuencia este juego de ping pong químico puede acarrear resultados negativos. Y la enfermedad permanece, teniendo como resultado la muerte o la enfermedad crónica.

Basado en la creencia de que el organismo contiene dentro de sí mismo el poder de la cura, si le son dadas las señales apropiadas, el mensaje fitoquímico correcto hará eso. ¿Y si hay un elemento botánico que suministre el complemento perfecto para las necesidades biológicas del organismo humano, una planta que suministre todos los elementos que el cuerpo necesita para mantenerse saludable? ¿Y si esta planta contuviera todas las vitaminas y sales minerales, todos los reductores de azúcares (monosacáridos y polisacáridos) y enzimas proteolíticas necesarias para enviar aquellos mensajes de cura? Permítenos repetir que estos elementos para la cura y la revitalización de los tejidos no son mensurables aisladamente, pero son impulsados hacia las áreas enfermas por medio del increíble poder de penetración de la actividad enzimática proteolítica. Las enzimas proteolíticas utilizan la potente acción de las antraquinonas y de los agentes detergentes en su infinita capacidad de combinación y recombinación, funcionando con los nutrientes de la planta (vitaminas y sales minerales catalizados a través de la hidrólisis) para revitalizar el sistema proteico.

Piensa en los elementos encontrados en el áloe. Piensa, también, en las necesidades elementales del cuerpo humano. Suma el factor x del áloe, capacitado para penetrar en los tejidos. Las enzimas proteolíticas favorecen la capacidad de penetración de la planta, que no puede ser constatada ni explicada en pruebas de laboratorio y tal vez nunca logremos explicar. Lo que deberíamos hacer es tratar de comprender el verdadero significado de la sinergia, porque es en esta cualidad que reside el secreto del áloe, y no en los estudios de ingredientes aislados.

Desde una perspectiva más amplia, la verdadera capacidad de cura del gel de áloe ha sido atribuida de forma individual a los mucopolisacáridos, a la actividad enzimática proteolítica y a los aminoácidos. En una perspectiva limitada, los investigadores intentaron ironizar cuando se afirmó que, en la construcción de una casa, son necesarios ladrillos y vigas de madera. Y preguntaron: ¿Qué es más importante en la construcción? La respuesta es: todos los elementos son importantes, pero solamente cuando están juntos, en el contexto y dispuestos donde corresponde.

En resumen, a esta altura tenemos, por fin, algunos conocimientos sobre la composición química del áloe, tanto del gel como de toda la hoja. Sabemos que abarca varios componentes de la antraquinona, cuyos secretos indican su capacidad de eliminar molestias que, posiblemente, supera los potenciales bactericidas de los antibióticos. Además, el áloe es conocido por contener algunos analgésicos, combatientes de infecciones, vitaminas y sales minerales, que funcionan como nutrientes y como agentes promotores de otros componentes curativos, todos actuando sinérgicamente, para proporcionar un complemento natural de plantas a las necesidades biológicas del cuerpo humano.

Hay fuerte evidencia que apoya la creencia de que la acción de aquellos elementos que son impelidos a reforzar la cura, hacia la zona necesitada o con sufrimiento del cuerpo, es debida a la elevada actividad de las enzimas proteolíticas. Debido a los mucopolisacáridos del áloe y a sus actividades enzimáticas, no tenemos solamente un notable poder de penetración y regeneración del tejido muerto, sino también una fuerte estructura sobre la cual el tejido sano será reconstruido, por medio de los aminoácidos.

En base a datos toxicológicos, tenemos fuerte evidencia para apoyar nuestra suposición de que el áloe no causa graves efectos colaterales al organismo humano. Además, cientos de informes médicos realizados en miles de casos verificarán, otra vez, esta falta de toxicidad en las aplicaciones *in situ*.

Así concluye *La cura silenciosa* las casi treinta páginas de su competente estudio sobre la composición química del áloe, que reducimos a una tercera parte. Es en base a la lectura profunda de ese tipo que creemos que esta fórmula sencilla puede ofrecer nuevas esperanzas a millones de personas en el mundo, en su aplicación práctica, pero también puede poner en evidencia miles y miles de casos concretos de cura que comprueban la eficacia del preparado. ¿Qué otras pruebas "científicas" serán necesarias? ¿Si un hecho se repite tantas veces, es necesario someterlo al laboratorio para averiguar su verdad? ¿Necesitaré la comprobación de algún laboratorio para saber que una piedra cae cuando es tirada hacia arriba?

Como respuesta a las insistentes pruebas "científicas", presentamos los miles de casos de cura obtenidos mediante el uso casero del áloe. Si alguien, aun ante tales evidencias, sigue escéptico, aplique la receta en forma correcta. Después hablamos del asunto...

Si tú estás tomando remedios recetados por tu médico, o necesitas someterte a radioterapia, quimioterapia o similares, nada impide que, conjuntamente, hagas el tratamiento con áloe.

# 9. ¿EL ÁLOE ES TOXICO?

Examinando la abundante documentación existente, inclusive enciclopedias, constaté que se afirma, desde lo alto, categóricamente, que el áloe es tóxico. Yo mismo me dejé llevar, durante muchos años, por tales informaciones equivocadas, sobre todo cuando transmitía la receta, temiendo que, si alguien abusaba, aumentando un poco la cantidad de áloe, pudiese envenenarse. De hecho, desde siempre oigo el macaneo: ¡El áloe es planta tóxica! Al verme involucrado, casualmente, en la cuestión, decido ponerla en claro, para que terminemos, de una vez por todas, con este desatino.

Nuevamente me dejo orientar por los conocimientos completos de las dos obras americanas ya citadas, para tranquilizar a los lectores en cuanto al uso de esta planta medicinal de la familia de las liliáceas y probar que la afirmación de que el "áloe es tóxico" debe ser de persona malintencionada o no muy bien informada. Veremos, por las conclusiones de *La cura silenciosa y Áloe: mito, magia y medicina*, que, si una persona tuviera intención de envenenarse, no debería recurrir al áloe, a no ser que ingiriese una tonelada de la planta; en ese caso, hasta el agua mata. Adelantando la conclusión, se puede afirmar, sin miedo de error, que el grado de toxicidad del áloe es tan insignificante que, sometido a pruebas de laboratorio en los Estados Unidos, los niveles mensurables de toxicidad resultan prácticamente imperceptibles. No causa extrañeza, por tanto, que en Méjico, la *sávila*, como la denominan los pueblos de lengua española, sea empleada como ensalada, o sea, es tóxica como puede serlo una lechuga, y, en Venezuela, forme parte del desayuno, comida con cucharita, agregándole unas gotas de miel, cuando el sabor parece demasiado amargo.

Ahora tú estás informado(a) de que el grado de toxicidad del áloe es mínimo. Si quieres profundizar el asunto, sigue con lo que viene a continuación, fruto de investigación sobre las citadas obras; en caso de no disponer de tiempo, saltéate el tema, como si fuese cosa sabida. Lo importante es que puedas tener total tranquilidad cuando recojas las hojas de la planta y vayas a usarlas. Créeme que ella es inocente como una lechuga...

—*Una cuestión de química* es el título del texto en que La cura silenciosa, analiza el áloe. En la p. 75, cuando discurre sobre el compuesto antraquinónico de la planta, dice textualmente: "*Las antraquinonas son comprendidas, tradicionalmente, como agentes laxantes,* aunque haya muchas escuelas de pensamiento que hablan de los muchos valores ocultos que ellas pueden contener. En cierto grado, ellas tienen ingredientes misteriosos. *Conocidas como formidables exterminadores de enfermedades;* también aprendimos que D'Amico, Begnini y otros, en los años 50, *descubrieron en las antraquinonas agentes bactericidas valiosos, en la misma tradición de los antibióticos, con muchas de las propiedades de éstos, pero con menor toxicidad y mayor poder virucida,* cosa comprobada anteriormente por Lorenzetti y confirmada más tarde por Sims y Zimmermann. *Nosotros ya habíamos aprendido que muchas antraquinonas muestran niveles mensurables de toxicidad propia.* Sin embargo, en la sublime química del *Áloe vera,* vemos que ellas *no son tóxicas.*"

En la p. 77, bajo al término "Ácido crisofénico" (crisarobin): "la metilantraquinona derivada del Áloe emodin es conocida por el tratamiento eficaz de enfermedades crónicas de la piel, tales como la psoriasis y la tricofitosis (un hongo de la piel). *Aislados, ellos muestran ciertos niveles de toxicidad.*

En la página 89, casi en una síntesis de las dos referencias anteriores, bajo la palabra "toxicología": "Ya sabemos que ciertas antraquinonas presentes en el gel del *Áloe vera,* tales como el *Emodin y el ácido crisofánico, tienen niveles mensurables de toxicidad.* También tenemos pruebas, en algunos casos, de que el gel del *Áloe vera* estabilizado de América del Norte, la loción y la crema que ahora, en sus nuevas formulaciones se llaman *Áloe activador, Áloe lotion y Áloe vera gelly,* respectivamente, medidos, *no tienen nivel alguno de toxicidad. Esto es más importante de lo que parece a primera vista, puesto que son medidos niveles tóxicos en todas las cosas pertenecientes al reino animal.* En los experimentos toxicológicos llamados LD50, animales (perros, conejos, ratones y monos) fueron expuestos a los llamados "rayos de la muerte", esto es, fueron seleccionados para recibir niveles de exposición suficientes para matarlos. En los casos de aplicación tópica, fueron expuestos a dosis agudas de rayos en niveles suficientemente elevados como para inducir irritaciones que los llevarían a la muerte. Las enumeraciones de no toxicidad del Áloe vera son considerablemente grandes.

Dividiremos en tres los estudios, para probar nuestro punto de vista. Uno fue realizado por el Laboratorio Lakeland, bajo el patrocinio del *Áloe vera* de la America Inc.; los otros dos fueron realizados por grupos de investigación independientes y no había ninguna posibilidad de influencia entre ellos. Los tres casos produjeron resultados corroborativos.

En el primer ejemplo, un estudio es realizado ya en 1968 por Sam Houston, del Hospital General de Brooke, Texas, y por la Facultad de Odontología Baylor en Dallas. En este estudio, el Dr. E. R. Zimmermann, D.D.S., patólogo jefe de la Facultad Baylor, y los Dres. James Brasher y C.K. Collins, estudiaron los efectos de lo extraído de los fibroblastos de los riñones de conejo que fueron subsecuentemente sensibilizados por irritantes. Aquí es importante enfatizar que los tejidos del conejo, semejantes en muchos aspectos a los tejidos del ser humano, tienen la ventaja adicional de reaccionar a la toxicidad tres veces más rápido que el tejido humano.

En las pruebas de Brasher y Zimmermann, el Áloe vera fue comparado con la indometacina, una droga no esteroide, y con la prednisolona, un potente corticosteroide.

La indometacina, como el *Áloe vera*, parece tener gran actividad analgésica y antiprurítica. La prednisolona es un reconocido antiinflamatorio como lo son también la indometacina y el *Áloe vera*, y fue ante este criterio antiinflamatorio que los tres fueron considerados candidatos elementales. Las pruebas fueron realizadas en dos niveles. Primero los tres fueron experimentados en un cultivo de tejido celular *He La* que proviene de un carcinoma humano. El Áloe vera puesto en contacto con este cultivo canceroso demostró su capacidad de estimular el crecimiento celular y favorecer la cura ya que luego se comprobó mediante un microscopio electrónico que en el cultivo no había células cancerosas.

Más importante para nuestros usos es que el *Gel de Áloe reveló un nivel insignificante de toxicidad* en un tejido celular sensitivo, mientras los *niveles mostrados por la prednisolona y la indometacina eran bastante altos*. El Gel de Áloe suministrado fue la fórmula desarrollada para el *Áloe vera* de la America Inc.

Estas pruebas ayudaron a confirmar las conclusiones encontradas por el Laboratorio Lakeland en 1966. En experiencias realizadas con gran número de conejos, Henry Cobble y el Dr. Mertin Grossman, patólogos, *no encontraron toxicidad presente en ningún órgano vital, ni en el tejido muscular, ni en la piel de los animales cobayos*. Hubo algunas pérdidas de peso en conejos que habían ingerido *Áloe*, pero esto fue atribuido a una falta de nutrientes "normales" en la dieta. *Y aun en dosis extremadamente altas* (más de 20 gramos por kilo), *la toxicidad era insignificante*.

En 1968 estas experiencias fueron repetidas en larga escala por el Laboratorio Hazelton de Falls Church, Virginia. Bajo la dirección de William M. Busey, M.D., patólogo; experiencias con LD50 fueron realizadas en animales de prueba, usando altas dosis por vía oral en ratones y en ocho perros, e intensa aplicación dérmica en un grupo de ratones blancos.

Todos estos animales fueron expuestos a dosis extremadamente elevadas durante un período de 14 días. Los resultados, una vez más, fueron excelentes. Las observaciones hechas por el Dr. Busey fueron las siguientes:

En los ratones fueron observados la mortandad y los efectos tóxicos al cabo del período de 14 días. La intensa dosis oral de LD50 administrada fue superior a 21,5 g/kg (sumamente alta).

Dosis orales únicas del gel estabilizado de *Áloe vera* fueron administradas a través de un tubo estomacal en cuatro grupos de perros callejeros, habiendo un macho y una hembra en cada grupo. No se verificó ninguna muerte en el período de 14 días después de la dosis; por lo tanto, la dosis oral tolerada por perros callejeros podría ser mayor que 31,6 g/kg del peso corporal.

El gel estabilizado del *Áloe vera* fue también analizado en las irradiaciones dérmicas y la toxicidad durante 24 horas en aplicaciones en el abdomen (estando rasurada la piel) de los ratones blancos. Ninguna muerte fue constatada. La intensa dosis dérmica de LD50 es, por lo tanto, evidentemente mayor que los 10 g/kg de peso corporal. Las irritaciones dérmicas fueron mínimas.

...Existen, también, investigaciones convincentes hechas sobre sus capacidades curativas, en forma de registros bacteriológicos e historias de casos médicos recientes.

Como última referencia extraída de La cura silenciosa sobre la toxicidad del áloe, transcribimos lo que está en la página 92, bajo el término "resumen": "En base a nuestros datos toxicológicos, tenemos una sólida evidencia para apoyar nuestra presunción de que el *Áloe vera no produce efectos colaterales sobre el organismo humano.* Además, centenas de informes médicos sobre miles de casos *verificarán,* otra vez, *esta falta de toxicidad en las aplicaciones in situ*".

Releyendo la segunda obra citada: *Áloe, mito, magia y medicina,* de Odas M. Hennessee - Bill R. Cook, damos con nuevas declaraciones sobre el tema. En la página 11 encontramos una síntesis sobre la planta; vale la pena prestar atención a lo que dice sobre el contenido de la cáscara del áloe: "Estudios científicos han probado que el uso más efectivo del Áloe vera proviene de una mezcla balanceada de esos tres elementos. El gel cumple su papel adecuadamente mezclado al jugo, pero posee poco valor medicinal cuando no está mezclado. La savia contiene la mayoría de los agentes medicinales y es mucho más que un simple purgante o un tratamiento para pequeñas lesiones de la piel. La cáscara más externa ha sido considerada prácticamente sin valor por algunos, a pesar de contener también agentes medicinales y muchos de los nutrientes encontrados en la savia y el gel. Posteriormente, estudios químicos *mostraron que la cáscara no es dañosa ni peligrosa,* como muchos afirmaron. La evidencia sugiere que el uso más efectivo de la planta es el de la hoja entera".

Vehemente defensa de la planta encontramos, en larga cita, en la página 56. Veámosla: "A pesar del uso de la savia como agente curativo en recetas antiguas, casi todos los propagandistas declaraban que la savia no sólo causaba reacciones alérgicas, sino que era peligrosa y, por lo tanto, no podría ser usada en los productos de *Áloe vera.* A fin de vender sus productos, ellos habían creado el mito de que el gel solo es el agente elegido, amparando esta idea en la difusión de la falsedad de que los estudios modernos mostraban que la savia *era tóxica para el tejido humano y causaba reacciones alérgicas. Al contrario de estas afirmaciones, todos los estudios publicados sobre la toxicidad muestran claramente que el Áloe tiene poco o ningún efecto tóxico y que no causa alergia.* Tal vez los propagandistas estén sencillamente confusos en razón de sus conocimientos superficiales de la química del Áloe. Para citar solamente un ejemplo del posible desconocimiento, está el hecho de que la savia es científicamente conocida como una antraquinona glucosídica. De acuerdo con el Index Merck, una antraquinona es una sustancia sintética usada en la fabricación de tinturas, que tiene toxicidad sistémica y puede causar irritaciones o erupciones de la piel. Por tanto, una información individual incompleta puede hacer pensar, equivocadamente, en base a esta definición de antraquinonas sintéticas, que la savia, "que coincidentemente también es usada como tintura", sea tóxica o cause erupciones en la piel o reacciones alérgicas. Tal vez otra fuente de esta idea, de que la planta sea tóxica o venenosa, sea la gran Enciclopedia Rusa, que declara que una especie de *Áloe* que crece en Rusia es aparentemente venenosa. Sin embargo, esa especie no tiene ninguna relación con el *Áloe vera.* Podríamos seguir citando varios ejemplos erróneos sobre el Áloe vera que han sido repetidos infinitas veces por personas mal informadas. Frecuentemente, mitos específicos pueden estar relacionados a sus fuentes de origen. Escritos subsecuentes simplemente copiaron el error original sin ningún cuidado de probar la validez de lo que repetían, y la confusión aumentaba".

En la página 59, explica que es el conjunto de la planta que actúa y no un elemento aislado: "Muchos investigadores propusieron una posible relación de orden sinérgica entre todas las sustancias contenidas en la planta. *Áloe vera. Sinergia quiere decir la capacidad de todos los componentes físicos y químicos de la planta para funcionar juntos causando un beneficio mayor que la suma total de cada uno funcionando individualmente. En el caso de ser correcta esta teoría, se puede explicar el hecho de que el Áloe vera no muestra toxicidad o efectos alérgicos*, aunque contenga agentes que, si son aislados o usados solos, pueden causar efectos tóxicos y alérgicos".

En la página 61, explica que el áloe actúa sin causar daños debido a sus componentes sabiamente distribuidos: "De la evidencia obtenida en esta investigación (realizada en el Centro de Quemaduras - Universidad de Chicago, en 1982), se puede postular que el *Áloe vera funciona sin causar efectos tóxicos o alérgicos* debido a sus nutrientes y el contenido de agua actúa como un efecto tampón. Los nutrientes son también esenciales para el crecimiento del tejido y su funcionalidad. La planta controla (o elimina) infecciones debido a sus gentes antisépticos naturales: —azufre, fenoles, lupeol, ácido salicílico y magnesio. Actuando conjuntamente, esos agentes y los otros de las hojas constituyen aquella relación sinérgica. Así, tenemos una explicación racional de los numerosos relatos según los cuales el Áloe vera elimina muchas infecciones internas y externas, y es un reductor del dolor de gran eficacia. La química explica la capacidad de los Áloes de funcionar como un tratamiento eficaz en quemaduras, cortes y abrasiones, así como para el tratamiento de enfermedades inflamatorias, tales como fiebre reumática, artritis de todo tipo, enfermedades de la piel, boca, esófago, estómago, intestino, colon y otros órganos internos como riñón, bazo, páncreas e hígado. Es importante recordar que los agentes antiinflamatorios y antibacterianos son encontrados en la savia y en la cáscara de las plantas, no en el gel. Al mismo tiempo, no hay que olvidar que los nutrientes básicos y otros agentes están ampliamente dispersos por toda la planta —o sea en la savia, el gel y la cáscara— y cerca del 98% del aguada es confiada al gel. Este conocimiento ayudaría a dejar de lado falacias pseudocientíficas, especialmente el mito de que el gel de la planta es totalmente responsable por la capacidad curativa del *Áloe vera*. Al mismo tiempo necesitamos evitar una reacción que descarta el gel como si no tuviese valor. El gel es importante como agente tampón. Por lo tanto, la teoría de una relación sinérgica es la que está fundada tanto en la ciencia como en la historia. En nuestra búsqueda de la verdad, tenemos una explicación química para el hecho de que el *Áloe vera* cure y controle o elimine gran número de enfermedades causadas por microbios, alivie o elimine el dolor y contenga la inflamación. Sabemos que ha sido afirmado repetidas veces que la planta tiene todas esas cualidades y muchas más. Sin embargo, no mencionamos todavía la capacidad que el Áloe tiene de eliminar el agua de los tejidos, de ayudar la digestión, de equilibrar la acidez del cuerpo, de eliminar o reducir cicatrices, de regenerar folículos pilosos, de renovar pieles dañadas, dándoles un color saludable, o muchos otros beneficios que serán comprobados, no bien salgamos de la teoría y pasemos a la práctica".

De la página 65 en adelante, del capítulo noveno, el tema específico es "toxicología". Valdría la pena transcribirlo *ipsis litteris,* pero es un tanto largo. Trataré de resumirlo un poco. Ya al comienzo dice: "En la obra *La superfacturación del Áloe vera,* la "Administración de Drogas y Alimentos" de los EE.UU. (que controla y autoriza todos los alimentos y drogas que se utilizan en EE.UU.), trae una cuestión polémica no resuelta: cuando el autor del artículo indica que el jugo de *Áloe vera* si es ingerido, puede ser tóxico. Al mismo tiempo, el autor declara que, en un estudio de 1974, mostró que el jugo de *Áloe vera* no era tóxico para ratones. De hecho, una lectura cuidadosa de la literatura relacionada con la posible toxicidad del *Áloe vera muestra que éste no sólo no es tóxico, sino también que realmente estimula la regeneración de los tejidos.* Curiosamente, en 1959, la propia F.D.A. *concluyó que el Áloe vera no era tóxico.* O por lo menos esta es la impresión dejada por Gunnar Gjerstad y T.D. Riner, en su artículo "Estado actual del Áloe como una panacea". Gjerstad y Riner revisaron datos presentados por E.P. Pendergrass relativos a la eficacia del *Áloe vera* en el tratamiento de quemaduras por rayos X y otras radiaciones, y reconocieron que la pomada de Áloe vera usada por Pendergrass regeneraba los tejidos de la piel. El resto de este capítulo tendrá como fin responder la pregunta: ¿Es el Áloe vera tóxico, esto es, necrosa o regenera los tejidos? Aunque haya gran campo de evidencia expresiva de que el *Áloe vera* cura y regenera tejidos vivos, la cuestión todavía está siendo planteada por aquellos que necesitan mayores pruebas, más que resultados positivos. En otras palabras, los incrédulos quieren que se hagan estudios específicos que muestren que el *Áloe* no es nocivo para los tejidos y que los regenera. Tal estudio fue publicado por los Laboratorios Hazleton Inc., una subsidiaria del TRW, de Falls Church, VA, en enero de 1969. El índice de toxicidad fue observado en su trabajo "Aplicaciones dérmicas hechas en conejos durante 13 semanas con Gel de *Áloe vera* estabilizado, relato final». Los investigadores de la Hazleton llegaron a la conclusión que las aplicaciones repetidas del *Áloe vera* no provocaban cambios histopatológicos en ninguno de los tejidos examinados, y que ningún *Áloe* causaba alteración histopatológica en el hígado, riñón o piel de los conejos blancos". En otras palabras: el *Áloe vera no era tóxico.* También el artículo de R.R. Zimmermann, de 1969: "Los efectos de la prednisolona, indometacina y del gel de *Áloe vera* en el cultivo de células de tejidos" en el Federal dental services, Zimmermann dijo que, después de usar el *Áloe vera* en varias concentraciones, se determinó que el producto era menos tóxico que la prednisolona o la indometacina al ser probado en el linaje Gel de células He La y en los fibroblastos del riñón de los conejos. Es importante observar que ese estudio llegó a la conclusión de que el *Áloe vera* hizo que las células vivas estudiadas hayan vivido dos tercios más de lo que se esperaba. Así, el *Áloe vera* no solamente no mata las células, sino que las estimula a vivir en condiciones saludables por más tiempo".

Para concluir este asunto de la toxicidad del áloe, veamos lo que un dentista practica en su profesión. Vea el artículo en la página 84: el Dr.. Wolfe recomienda que el gel sea frotado alrededor de las coronas permanentes y bajo los márgenes gingivales alrededor de esas coronas mediante masaje del producto con los dedos. Con referencia al estudio periodóntico, el Dr. Wolfe declara que: "En una gengivitis necrosante ulcerativa aguda, el objetivo es aliviar los síntomas, para que pueda ser realizado un completo desabridamiento. La primera visita consiste usualmente en una cuidadosa remoción del sarro. Después de una higiene oral, se indica al paciente que aplique el *Áloe vera* con la mayor frecuencia posible en las áreas afectadas, con sus dedos, con un estimulador interdental o una jeringa de irrigación". Para uso endodóntico, el Dr.. Wolfe declaró que el *Áloe vera* era eficaz como lubricante de canales. Antes de inyectar en los canales, el Dr. Wolfe explica: "yo echo una pequeña cantidad de Áloe vera en una lima de limpieza de canales. No me preocupo si alguna cantidad de gel supera el límite, porque la investigación ha revelado que el *Áloe vera no es tóxico y regenera el tejido celular*".

Lo ideal sería transcribir los dos libros en su contenido pues ambos forman una verdadera enciclopedia sobre el áloe vera. Para finalizar este capítulo, escogimos algunos trechos más prácticos.

1) "Hay un mito de que la planta de *Áloe vera* no tiene ningún valor médico hasta que sus hojas estén grandes (más de una libra, 454 g) y tenga entre dos y cuatro años. Una idea que es demolida por el hecho de que, aun plantas con hojas pequeñas (3 ó 4 onzas, más o menos 70g) y cultivadas en el alféizar de la ventana, tienen beneficios extraordinarios. Por otro lado el brote que crece de la raíz de la planta madre comienza a producir savia en pocas semanas; esto explica por qué animales domésticos, especialmente gatos, comen el brote en cuanto aparece. No es la edad de la planta lo que explica su valor medicinal; no obstante,

hojas grandes son cruciales para el éxito del productor comercial».
Como se ve, también la hoja joven sirve, porque ya contiene las
propiedades medicinales de la planta.

2) "Por ejemplo, el Papyrus Ebbers dice que el *Áloe vera* era
usado para adorno tanto para hombres como para mujeres, refiriéndose tanto al uso interno como al externo, para realzar la belleza y la
salud, por dentro y por fuera. El adorno, en los tiempos antiguos, era
usado para significar que la salud y la belleza andaban de la mano".
Salud y belleza significan dones; pueden ser buscados por hombres
y mujeres con tenacidad.

3) "Recién cuando leí sobre el *Áloe vera* y lo probé, en
1973, realmente sentí alivio para mis problemas de piel, usando
un producto 'gelly' a base del *Áloe*, que era una combinación de
savia y gel. Desgraciadamente, yo no tenía hasta entonces ningún
conocimiento de que el *Áloe* podía ser utilizado para uso inten-
sivo, porque todavía creía en el contrasentido predominante que
afirmaba que la savia era venenosa. Sólo hace seis años, cuando
comencé seriamente a estudiar las evidencias tanto históricas como
científicas relativas a la planta, yo empecé a ingerir el *Áloe vera*
*100%* de alta calidad. Sabía que era *Áloe* verdadero porque yo
mismo lo procesé. Con sorpresa y alegría de mi parte, mis alergias
desaparecieron completamente, inmediatamente después de haber comenzado a tomar el Áloe todos los días. Noté, entonces,
que si yo no consumiese regularmente el Áloe mis alergias volve-
rían; entonces empecé a hacer experiencias. Entre enero y junio
de 1984, yo tomaba *Áloe* en períodos regulares de dos semanas.
Descubrí que cuando yo bebía el producto diariamente, mis alergias
desaparecían, y cuando dejaba de tomarlo, volvían. Aunque no
había terminado mi investigación para descubrir por qué el *Áloe*
funcionaba, personalmente probé sus beneficios y, ya que no
quería que las alergias volviesen, comencé a tomar el Áloe todos
los días, y continúo hasta ahora. Hoy sé que no tengo ninguna
alergia aparente, pero sé, por experiencia, que si dejo de tomar el
*Áloe*, los síntomas volverán. Además, mi dermatitis utópica crónica

desapareció completamente. Pero el *Áloe* hizo más que curar mis alergias. Tomando *Áloe verá* todos los días eliminé por completo la indigestión crónica que yo sufría, sumada a constipación intestinal e infección de los riñones. Estoy ahora completamente libre de las hemorroides, debido, creo, a aplicaciones sistemáticas de pomada de *áloe* y a tener digestión y excreción más regulares. Mi nivel de colesterol bajó a la mitad, si bien debo atribuir el resultado también al cambio de dieta. También constaté que beber el *Áloe* hizo cesar el dolor y disminuir el desarrollo de artritis en mis rodillas y tobillos debido a contusiones sufridas en el deporte y por las cuales me sometí a cuatro cirugías importantes cuando adolescente y adulto joven. Sé realmente que cuando comencé a beber el *Áloe*, mis piernas dejaron de doler, y los dolores no volvieron desde que me acuerdo de estar tomando el jugo diariamente. El *Áloe* aumentó mi nivel de energía, y debo agregar que durante los últimos cinco años no tuve ningún resfrío fuerte, gripe o cualquier otro tipo de infección mayor, mientras muchos amigos míos han sufrido repetidamente tales problemas. Yo podría seguir, pero creo que tú ya estás al tanto de este asunto". ¿Sería necesaria declaración más completa? Y el áloe dio cuenta de un "hospital de males" como vimos en el caso recién relatado. Cayó otro tabú: se puede tomar el áloe ininterrumpidamente, con lo que se comprueba que el grado de toxicidad es realmente insignificante...

4) "Por favor, fíjese en especial que en la descripción anterior nosotros indicamos que el Reverendo Thompson quedó bajo cuidado médico durante el curso del tratamiento casero (después de haber tenido más de 22 cirugías de piel, habiendo sido él víctima de quemaduras en las piernas, a causa de la explosión de una lata de gasolina) con la pomada de *Áloe* y que un segundo médico lo examinó para confirmar que la úlcera estaba curada. Nos parece ignorancia no sacar ventaja de cuidados médicos modernos. Por otro lado, es también conveniente resaltar que el cuerpo del paciente pertenece enteramente a éste y no al médico. La simple verdad es que en el pasado los pacientes tendían a ser notablemente dependientes de los médicos. Obviamente, el médico especializado

es la primera autoridad que debería ser consultada en caso de enfermedad o lesión. ¿Pero, y si después de años de tratamiento el sufrimiento continúa y la enfermedad sigue en el mismo estado con pequeña o ninguna mejora? Nos parece obvio que, en tal situación el individuo tiene derecho de buscar alivio en métodos alternativos», aunque siempre conviene hacerlo con la supervisión de un médico. Hay mucha sabiduría en estas últimas líneas. Otra cosa es hacer como muchas personas, que se automedican. Por otro lado, también es típicamente humano acudir al médico por un simple e inocente resfrío...

5) "Yo también he visto curaciones del *Áloe* fantásticas. Probablemente el ejemplo más espectacular que vi en persona fue el de un negociante local bien respetado, Lyle Ball. En febrero de 1988, Lyle se sometió a un tratamiento radical para cáncer de piel, que se extendía en ambos brazos, empezando arriba del codo e incluyendo el dorso de ambas manos. El procedimiento fue realizado en un período de dos a tres semanas y envolvía químicamente las quemaduras de cáncer. No hace falta decir que Lyle sentía dolores fuertes después de ese tratamiento. Su médico le dio analgésicos y pomadas tópicas, pero Lyle dijo que los analgésicos no daban resultado. Su esposa, que sabía algo sobre el *Áloe vera*, le sugirió que la planta ayudaría a mitigar el dolor y podría ayudar a curar las quemaduras químicas. Cerca de 48 horas después de haber iniciado la última quimioterapia, Lyle empezó usando una combinación de pomada de *Áloe* concentrado junto con un spray de gel concentrado de *Áloe*. Él dijo que usó ambos productos tomando el dolor como criterio. De acuerdo con Lyle, el dolor extremado que sentía fue aliviado casi inmediatamente después del uso de la pomada y del spray, y después de una semana el dolor había desaparecido. La quemadura en los brazos del Sr. Ball había quedado curada casi completamente en 11 días (del día 18 al 29 de febrero de 1988). Hasta este momento la piel de ambos brazos y de las manos del Sr. Lyle estaba completamente curada y con pocas cicatrices". Historias como éstas envuelven personas que usan el áloe para curar sus males.

Resumiendo, podemos concluir, rindiendo gracias a Dios por esta planta estupenda que Él colocó en nuestra naturaleza, sobre todo a disposición de los menos favorecidos, pero también de los poderosos, cuando no mantienen el espíritu completamente cerrado ante asuntos como el de este libro, por codicia o por tozudez. Que Dios abra generosamente las mentes...

Como fruto de investigaciones hechas con el áloe por la Universidad de Israel (país donde llueve poco), se comprobó que las hojas, cuanto menos agua contienen, más eficaces son.

# 10. ÁLOE VERSUS SIDA

Estudios realizados hace una década por Bill McAnalley muestran que se consiguió aislar otro polisacárido, el carrisyn, y un estudio canadiense lo identifica con Acemannan, la actividad antiviral. La sustancia está patentada por los laboratorios Carrington. Hay pruebas clínicas, en pacientes de SIDA, que muestran un estímulo al sistema inmunológico, impidiendo que el virus de HIV se disemine en el paciente. Comentaremos estos descubrimientos con el lector.

Al regresar del Oriente Medio y de Europa a mediados de agosto del año 1995, llegan a mis manos *La cura silenciosa*, un estudio moderno del *Áloe vera* escrito por Bill C. Coats, R.Ph., con Robert Ahola, en una traducción particular patrocinada por la Toho Cosmetic, y *Áloe: mito magia medicina Áloe vera a través del tiempo*, de Odas M. Hennessee - Bill R. Cook, los estudios más completos que yo había leído hasta entonces sobre el áloe, aplicado en animales y personas, una experiencia de veinte años de los autores: es increíble, pero durante la lectura yo me sentí totalmente en casa, ya que había tenido también experiencia semejante, *mutatis mutandis*, sobre todo con las personas, y más modesta, con los animales.

Específicamente sobre SIDA, *Áloe, mito, magia y medicina* presenta: *SIDA, una nueva frontera en la investigación*, de la página 88 a la 91. Dada su importancia y claridad, transcribimos el trecho en su totalidad. Su lectura nos muestra que, en los Estados Unidos, ya aplicaban áloe en sidóticos, sin nuestro conocimiento y con los efectos que nosotros alcanzábamos. He aquí el texto:

"Desde 1987, ha sido relativamente común saber entre las víctimas de SIDA en el área de Dallas-Fort Worth que el jugo de *Áloe* o una droga (Polimanoacetato) derivada de él proporcionó alivio a los síntomas de la enfermedad y protegió a los que llevan el virus, pero no poseen ningún síntoma del SIDA, para que no desarrollen la enfermedad.

Aunque la evidencia disponible sea preliminar, sentimos, por el hecho de que el estudio ha sido realizado en el Centro Médico de Dallas-Fort Worth, Grand Prairie, Texas, y en virtud del status de los médicos participantes, que el trabajo es importante, y entendemos que seríamos negligentes si no relatásemos los resultados obtenidos hasta ahora.

Es muy importante entender que esta investigación no prueba que el *Áloe vera* es una cura para el SIDA, pero realmente indica que en todos los casos examinados, fueron obtenidos resultados excelentes y, en su mayoría, la planta impidió el proceso de la enfermedad. *En otras palabras, el Áloe no es una cura para el SIDA, pero es un tratamiento sumamente eficaz.*

Esta premisa fue primeramente expuesta en un artículo: 'La droga del Áloe puede reemplazar al AZT sin toxicidad', en Medical Word News, edición de diciembre de 1987. El artículo se refería al trabajo de investigación del Dr. H. Reg Mc Daniel. De acuerdo con el Dr. McDaniel, 'Una sustancia en la planta de Áloe muestra señales preliminares de que aumentan los sistemas inmunes de los pacientes de SIDA y bloquea la expansión del virus de la inmunodeficiencia humana sin efectos tóxicos colaterales'.

Los resultados del estudio piloto del Dr. McDaniel mostraron que los síntomas de dieciséis pacientes de SIDA fueron significativamente reducidos cuando fueron administrados 1.000 mg por día de la droga durante tres meses. Después de tres meses, seis pacientes con casos avanzados de SIDA mostraban mejora del 20% de los síntomas, mientras pacientes menos seriamente afectados mejoraron en un promedio del 71%. El Dr. McDaniel relató también sus hallazgos de investigación en el encuentro conjunto de la Sociedad Americana de Patólogos Clínicos y del Colegio de Patólogos Americanos.

Dice él: 'Fiebre y síntomas de sudores nocturnos, diarrea e infecciones oportunistas fueron tanto eliminados como significativamente mejorados en todos los pacientes, con caídas correspondientes en los cultivos de células del anticuerpo HIV positivo y en los niveles del antígeno principal del HIV.'

La masa de eritrocitos aumentó en todos los pacientes, menos uno, y doce de ellos, inicialmente leucopénicos (tenían sus glóbulos blancos disminuidos), tuvieron un leve aumento en el recuento de glóbulos blancos después del tratamiento.

Ningún efecto tóxico fue notado en un total de veintinueve pacientes que recibieron la droga experimental.

Hay evidencias de que el jugo de Áloe de buena calidad puede atenuar los síntomas de SIDA. Esto no es sorpresa, ya que la droga (polimanoacetato) es producida por la planta y debe estar presente en el jugo.

El artículo de Irwin Frank publicado el martes 12 de julio de 1988 en el *Dallas Times Herald,* cita al Dr. Terry Pulse diciendo que 580 g (20 onzas) del juego de *Áloe vera*, con la droga estabilizada en el *Áloe*, fueron administrados oralmente a 69 pacientes de SIDA (aparentemente, el Dr. Irwin quiere decir jugo de *Áloe veraestabilizado*).

De acuerdo con el artículo, Pulse dice que los pacientes tratados con la droga fueron clasificados como aquellos que 'nunca mejorarían ni se recuperarían', pero, no obstante, siguiendo el tratamiento pudieron volver al 'trabajo normal'. El artículo citó las palabras de Pulse de que esos pacientes recuperan su nivel normal de energía, sus síntomas desaparecen casi completamente —y esto en un 81% de los pacientes que fueron sometidos a la droga.

Agrega él que los pacientes con virus de SIDA que no mostraron ningún síntoma de la enfermedad permanecieron libres de síntomas mientras tomaban la droga derivada de la planta de *Áloe vera*.

'Cuanto antes un paciente se somete a esta droga, en mejor situación queda', dijo Pulse. Él dijo que sus pacientes tomaron 580g

(20 onzas) del líquido por día, 'y los mantuve así indefinidamente. Mantuve algunos más de dos años'.

Cuando preguntamos qué significaban su estudio y su tratamiento en lo que concierne a un tratamiento o cura del SIDA, Pulse respondió: 'Significa que, hasta que exista una bala mágica, ésta es una medida provisoria y que aumenta la sobrevida (de los pacientes del SIDA) por una pequeña fracción del costo del AZT.

Después de leer este artículo, obtuvimos copias de los datos reales de la pesquisa publicada por el Dr. Pulse, junto con sus colaboradores, H.R. McDaniel y T. Reg Watson, todos del centro Médico de Dallas-Fort Worth. Esta información fue examinada para eliminar los aspectos confusos en cuanto a lo que fue usado concretamente en el estudio, si el producto era el jugo de Áloe vera o la droga, o ambos, y en qué porcentajes.

En base a estos datos y a investigación posterior, parece que el jugo de *Áloe vera*, en su estado natural, es un tratamiento igualmente efectivo contra el SIDA como la droga estabilizada a frío, derivada de él. Es obvio que cualquier paciente de SIDA que cree que el *Áloe vera* podría ayudar a mejorar su estado debería ser muy cuidadoso y comprar sólo jugo con 100% de Áloe vera que realmente, como subrayamos muchas veces, no se parece ni tiene gusto a agua. El *Áloe* verdadero, repetimos, tiene color de ámbar y gusto amargo".

¡Pueden imaginar los lectores mi sorpresa ante un texto como el que acabamos de leer! Con otras palabras, confirmaba o fundamentaba toda mi práctica de años. Tal artículo despertó gran seguridad en aquello que, hasta entonces, yo practicara de forma artesanal, sin una certidumbre basada en experiencias ajenas, sólo impulsado por la buena voluntad de auxiliar a las personas en su angustia...

Casos de pacientes con SIDA fueron atendidos por mí, casi por casualidad, o sea, las personas involucradas en el problema acudían a nosotros, simplemente porque habían sido informadas sobre casos de cura de cáncer. "Si curó el cáncer", razonaban, "¿no podría ayudar en el tratamiento de SIDA?" De mi parte, casi se podría decir que la recíproca también era verdadera: "si el Áloe curó tumores, ¿por qué no podría ayudar en la cura del SIDA?" A continuación, algunos casos en que acudieron en busca de mis servicios.

—Siempre aplicando la receta aquí propuesta, atendí un muchacho musulmán, de veinte años, procedente de Ramallah, inmediaciones de Jerusalén. Siempre usé el áloe solamente en su estado natural, sacado de la planta y preparado, sin jamás someterlo a proceso de estabilización que, por otro lado, yo desconocía. Después de ingerido el primer frasco, ya reaccionaban mejor su estómago y su hígado. Dicho sea de paso, a la primera visita el muchacho llegó en silla de ruedas, en estado calamitoso; a la segunda ya vino caminando con sus propias piernas. La alegría de la familia, al verme de nuevo, fue incontenible: pidieron permiso para, allí mismo, elevar oraciones a Alá, teniendo el cuidado de orientar sus rostros en dirección a La Meca e inclinando el cuerpo en amplias reverencias, según el hábito islámico de orar. ¿Cómo habrá evolucionado el caso de Alex? ¿Vive todavía?

—Vincenzo Monreale (Piazza del Popolo, 12-90010, Lascari, Palermo, después de tres frascos consumidos, fue aceptado como enfermero para trabajar en Italia, en un hospital de Palermo. Si el virus no hubiera sido bloqueado, ningún director de hospital, en pleno uso de sus facultades, podría contratar a un portador del virus HIV como enfermero, esto es, persona que está en contacto con enfermos, en constante peligro de transmitir la enfermedad. Encontré a Vincenzo en Palermo, en mayo del 95, ya trabajando. En apariencia, es como otros muchachos de su edad. A primera vista, nunca se podría imaginar que se trata de un sidótico.

—Eagle, sidótica, de Cágliari, Cerdeña, Italia, había mantenido contactos telefónicos con Belén y recibía orientaciones adecuadas. Después de tres o cuatro frascos, se hizo análisis en Turín, donde el Dr. Maurizio Grandi la revisó "al derecho y al revés", por dentro y por fuera. En la primera visita, los valores estaban en 500 glóbulos blancos. En la segunda, subieron a 700. Eagle, claro, seguía ingiriendo la poción. Cuando, a mediados de junio, visité la isla, Eagle se presentó, dándose a conocer, ahora no más por teléfono, sino cara a cara. Trátase de una linda muchacha, fuerte, con tez de buen color. Yo nunca podría imaginar que me encontraba frente a una sidótica. Ella afirmó que sus valores llegaron a 1.000, número considerado tolerable y casi normal. ¡Dios mío! ¡Qué ganas de vivir! ¡Qué alegría por su victoria hasta aquí..!

—Tal vez el caso más retumbante, en lo que se refiere al SIDA, sea el de la Dra. Cristina Sania, de Cágliari, Cerdeña, Italia. Esta médica, de origen griego, ortodoxa, después de trabajar en los hospitales donde actúa, sube en su camioneta y recorre la isla, en busca de áloe, planta abundante en la región, con que trata a los dos o tres mil sidóticos de la isla; hace el trabajo como voluntaria. A esta médica le tocó hacer mi presentación en la conferencia realizada en el anfiteatro de la Municipalidad de Sinnai, alrededores de Cágliari. En esa ocasión, ella contó sobre los "excelentes resultados" obtenidos con sus pacientes, aplicando nuestra receta. Después de consumir tres frascos, dijo, en general los pacientes de SIDA vuelven a circular. Con el estómago compuesto, con más apetito, con color de persona sana, el hígado recuperado, la persona vuelve a llevar una vida normal, muchas veces incluso reanudando sus actividades integralmente.

—Después de mi regreso a la patria y, más precisamente, de la serie de entrevistas en los medios locales de comunicación, empezando por la entrevista dada a la Radio Guaíba, el día 2/9/95, bajo la competente conducción del médico y periodista Abraão Winogron, en su tradicional programa medicina y salud, de gran audiencia, teniendo como interlocutor al Sr. Sérgio Reutmann, comencé a recibir una larga lista de llamados telefónicos procedentes, en su mayoría, del gran Porto Alegre, unos veinte, después de dos meses, que me ponían al tanto de lo que les pasaba a esos portadores del virus de SIDA: mejor ánimo en general, más apetito, energía para caminar, color de persona que disfruta de buena salud, etc. En una palabra, después de dos o tres dosis se constató notable mejoría.

Concluyendo este capítulo, me gustaría recalcar: ¡Que nadie se engañe! El áloe no cura ni elimina el virus HIV. Sólo impide que se disemine, cosa que, en vista de la gravedad del mal, ya es muy buen resultado. De cualquier manera, es motivo de euforia anunciar que tenemos una salida para ofrecer una mejor calidad de vida a nuestros hermanos sidóticos por el resto de los días de sobrevida que les sean reservados, aunque reconocemos que lo ideal sería la eliminación pura y simple del virus. Esperamos que la medicina y las ciencias, en trabajo conjunto, lleguen a la cura cuanto antes, pues las previsiones son trágicas o de calamidad pública en los próximos años, si la solución tarda...

Como se vio por el artículo antes transcripto, el áloe actúa positivamente sobre el virus HIV, no dejando efectos colaterales negativos. El áloe está al alcance de cualquier bolsillo, aun del más pobre. Una investigación realizada por la Universidad de Harvard, EE.UU., en 1993, cuestionó si los beneficios del AZT en la terapia anti-SIDA no serían superados por sus efectos colaterales, como anemia, náuseas, vómitos y cansancio. En 1995, otro remedio, llamado Indinavir o MK-639, fue capaz de reducir en hasta el 99% la cantidad de virus presente en el oganismo y, por añadidura, aumentó hasta 50 veces el número de CD4, uno de los tipos de células de defensa del organismo. Como tales drogas son, del punto de vista económico, accesibles solamente a las clases más privilegiadas de la sociedad, les queda a los pobres echar mano del áloe, que responde bien, con dos ventajas: no manifiesta efectos colaterales negativos y está al alcance de todos.

Lo mismo vale para el "cóctel de comprimidos" recientemente divulgado por la prensa oral y escrita. Además de los efectos colaterales, su precio es de u$s 1.200 al mes por paciente. ¡La receta del áloe, cuando mucho, llega a un costo de u$s 5!

Mientras tú convives con cualquier disturbio que estás tratando de eliminar con el áloe, no suspendas el tratamiento hasta verte libre de la molestia. Y esto vale para una simple gripe y para el SIDA. Deja pasar el intervalo, entre un frasco y otro, de tres, cinco, siete días. Y consigue ya el siguiente frasco. Hay muchas personas que, ansiando deshacerse del problema, ni siquiera observan la pausa. ¡Y logran su objetivo, sí! Es necesario perseverar en el intento. Si perseveras, triunfarás.

# CONCLUSIÓN

En estas modestas páginas tú has leído peripecias de la trayectoria de una receta, como si fuese un meteoro, receta simple, casera, económica, que ha curado hasta el cáncer.

Se ha recalcado que es posible recoger el áloe en el fondo de tu patio, prefiriendo ése en vez de los productos industrializados, los cuales, sometidos a proceso de estabilización, pueden quedar con sus propiedades medicinales reducidas. Usa el áloe de tu patio, aquel ornamental, de tu balcón, el mismo que la gente usa como tónico capilar o a cuyas hojas recurre cuando suceden pequeños cortes, quemaduras, en accidentes domésticos. Es ése, úsalo en tus necesidades. Los productos industrializados, además de caros, a veces, en virtud de la codicia de sus fabricantes por reducir o falsificar la cantidad de materia prima, pueden tener valores alterados. Emplea las indicaciones aprendidas en la lectura. Los conocimientos adquiridos son más que suficientes para auxiliarte en tu circunstancia particular.

La ingestión del medicamento no tiene contraindicaciones. Argumentan contra el uso del áloe porque no habría reacciones *in vitro*, en laboratorio. Tenemos experiencia de reacción *in vitro*, realizadas en el Brasil y en el exterior. En sí, tales experiencias no tienen mucha importancia, a no ser para satisfacer curiosidad científica. De hecho, la historia de la medicina presenta varios casos de remedios cuya reacción no fue observada *in vitro*, pero que terminaron siendo comercializados, gracias a su reacción *in natura*. Por lo tanto, no sólo lo que es probado en laboratorio es admitido como dogma en el campo de la medicina; la medicina al final adopta todas las experiencias y hechos, muchas veces sucedidos por accidente o casualidad, y entran a formar parte del patrimonio de la humanidad.

Por ejemplo, provoca estremecimientos y en algunos casos, puede provocar diarrea. Y la provoca. Y debe provocarla. Está dentro de lo previsto. El fenómeno se explica: las toxinas, depositadas en el organismo, hallaron, afortunadamente, su vía normal de escurrimiento. Otra vía es la orina. La tercera vía de excreción es la piel, los poros. La cuarta, el vómito. Es todo natural. Es la sabiduría del organismo que busca su purificación. Cuando ocurre el fenómeno, surge la alarma de supuestos entendidos: ¡diarrea significa pérdida de potasio!!! ¿Qué se puede decir entonces cuando se aplica radioterapia, quimioterapia, antibióticos, analgésicos, con su macabra procesión de efectos colaterales negativos? ¡No se instauran procesos contra tales tratamientos por los daños causados; sencillamente, esos tratamientos se aceptan sin ninguna crítica, sin discusión, como si fuesen verdad incuestionable! En cuanto a una posible diarrea, si ocurre, normalmente dura uno, dos, tres días, raramente más; en ese caso, puedes reponer la eventual pérdida de potasio en el organismo comiendo una banana por día, fruta rica en este metal alcalino, necesario para el organismo. En cuanto a la alarma, ¡cuidado! Puede ser descaradamente falsa...

Ámate a ti mismo. Vigila con celo tu salud. Evita el tabaco, el alcohol, la droga. En síntesis, el alcohol y el tabaco dañan el organismo en proporción aritmética, y la droga lo destruye en proporción geométrica. ¡Mira, el mundo es lindo y es tuyo! Acuérdate, sin embargo, que hay otros semejantes que viven en él, con iguales derechos y deberes. Vamos a vivir bien la vida. Ahora. Vamos a tornar el mundo más bello y justo, con posibilidades para todos. Vivimos en un país que es un continente; en él se encuentran 75% de las especies de la flora del Planeta. Vamos a explorar todo, estudiar con amor. Pongamos estas riquezas a disposición de la humanidad. Nuestra extensión territorial podría abrigar con holgura, toda la población de la China, y habría lugar y comida para todos, y sobraría, siempre que no hubiera explotación por parte de intermediarios, y se buscase una convivencia pacífica, de respeto mutuo, aunque fuese sólo por el hecho de tratarse de seres humanos yuxtapuestos.

En verdad, el hombre necesita aprender a amarse a si mismo. ¿Cómo podrá amar a su prójimo como a sí mismo, si el hombre rumbea decididamente hacia la autodestrucción, por la droga, por el tabaco, por el alcohol, por los agrotóxicos, por la polución, por las explosiones atómicas? Solamente después de aprender el verdadero amor a sí mismo es que el hombre sabrá amar también a su semejante. Entonces sí estaremos cerca de la perfección.

"La mejor manera de amar a los otros es amarse a sí mismo y la mejor manera de amarse a sí mismo es evitar todos los tipos de droga", frase escrita en el muro que protege la Escuela Venezuela, situada en la Travessa Viamão, esquina de la Av. Niterói, Barrio Medianeira, Porto Alegre, RS. Que la frase sirva para mostrar que hay más gente con la cabeza en su debido lugar. La frase sintetiza, con propiedad, nuestro pensamiento. Que mucha gente adopte idéntica filosofía de vida, lo que redundará en beneficio del conjunto de su salud.

Si tú obtuviste algún beneficio con el uso del áloe, encontrarás, a continuación, una hoja troquelada. Llénala, explicando tu caso y remitiéndola a la dirección citada. Tu caso podrá ayudar en la evolución del problema de tu semejante.

Según estudios recientes, el áloe en flor tiene sus propiedades medicinales disminuidas pues dirige toda su energía a la flor (fruto). Evita recoger las hojas para el preparado en la época que la planta florece; si hay necesidad de hacer el corte, elige un tallo en que no brotó flor ese año y que, por lo tanto, no habrá canalizado su energía hacia aquel punto.

# ANEXOS

## Esbozo para una oración

*Toda vez que me solicitan que prepare un frasco del medicamento de áloe, miel y bebida destilada, me acerco a la planta proveedora de la materia prima, preferiblemente solo, con humildad y serenidad, con el respeto de quien visita una pieza rara, un animal en extinción u obra de arte.*

*Me dirijo hacia la planta, munido de objeto cortante, no con intención de herirla ni considerándome ser superior o dueño de ella, sino como ser creado y, como tal, en igualdad de condiciones.*

*Me presento ante la planta como ser limitado e impotente en mis actuales circunstancias, pero con la esperanza, la certidumbre de que ella podrá ayudar en la solución de mi problema. Y la saludo como a una persona íntima:*

*—¡Hola! Yo no vengo a hacerte mal. Al contrario. Sabiendo que eres tan poderosa, recurro a las propiedades que nuestro Creador común depositó en ti. Las necesito. Dios creó todo lo que existe, y vio que era bueno. Tú fuiste formada por la esencia de Dios, perfecta, bella, armoniosa. Sabiamente, Dios puso sustancias ricas en ti. Yo vengo para valorizar estas sustancias Si yo no las recojo, jamás serán aprovechadas o canalizadas en su finalidad. Tú, como todo ser vivo, naciste, creciste, pero morirás, retomando al polvo de la tierra que te formó. Pero si yo te recojo, habrás desatado todo el haz de dones que traes dentro de ti y activarás todo lo bueno que sabes hacer. Déjame, pues, recogerte como tomo una rosa, porque es bella, porque está a punto. Sólo conocerás la maravilla que traes en tu interior y sentirás el éxtasis de la fecundidad, si yo te hago pasar por este momento único, necesario.*

*Es entonces que tomo la hoja con la mano con delicadeza, la acaricio de arriba abajo, haciendo pasar la sierra de espinas en la palma de mi mano* en el sentido del tallo hacia la extremidad, como dándole a entender que no la considero feroz o agresiva. Y sigo:

Tú vas a sufrir un poco, pero no conozco otra forma de valorizarte, a fin de que puedas hacer aquello para lo que fuiste creada. ¡Ven conmigo! Te escogí porque sé que estás dispuesta a poner en práctica lo que sabes. Júzgate, pues, una privilegiada. Sí, tus compañeras quedarán para una próxima necesidad, si la hubiere; en caso contrario se marchitarán, y sus vidas no habrán sido útiles salvo porque existieron un día, como la flor que se abre en plena selva amazónica o la ola en el medio del océano, pero sin tener la oportunidad de desencadenar todo su potencial. ¡Ven conmigo! Te segaré bien al lado del tronco, como con una punzonada de bisturí, en la paja, rompiendo el envoltorio, a fin de que no pierdas nada de tu esencia, de tu jugo extraordinariamente medicinal, en todo su aprovechamiento.

Con un leve toque de lámina afilada, desprendo la hoja del tallo en que está insertada, sin arrancarla a la fuerza, rasgarla o lastimarla.

Limpia del polvo y retiradas las espinas, la pongo en la licuadora, con la miel pura y el destilado elegido. Todo es triturado por la máquina.

Sobre el vaso, mientras los tres elementos son mezclados y molidos, pongo las dos manos, haciendo las veces de tapa, para inyectar toda mi energía en aquel preparado.

Cuando parece listo, le dirijo mi última palabra, enviándola a la tarea que debe ejecutar, empleando la fuerza vital con que está dotada:

—Ahora ve y haz lo que sabes. En un cuerpo creado por Dios no puede haber causa ni efecto de enfermedad o dolor, discordia o falta de armonía. Libera este cuerpo postrado, poniendo en práctica lo que sabes hacer. Desencadena todo tu potencial. Yo te amo. Yo quiero tu bien. Esto es verdad, tanto que te escogí entre otras semejantes tuyas. Aprovecha la oportunidad y cumple la misión como el Señor planeó al crearte. Realízate ahora. Ha llegado el momento de tu éxtasis. Yo sé que ahora, pero sobre todo al final, estando la misión ya cumplida, estoy seguro que me agradecerás esta ocasión que te proporcioné, como yo te debo gratitud por la ayuda que le darás a aquel cuerpo enfermo. ¡Discúlpame! Y gracias, hermana de creación, por el servicio a que fuiste llamada a prestar, con mucha honra. Ve y pon en práctica lo que sabes.

¡Bendito sea Dios que, con el áloe y todo lo que existe en la naturaleza, fue pródigo en tantas posibilidades para tratar nuestras enfermedades! Curados, vivid alegres una nueva vida de gratitud y loor. Que nos sea dado descubrir y usar todos los recursos del mundo para nuestro bien y transcurrir todo el espacio y el tiempo de nuestra vida en una continua acción de gracias. Amén.

# ANEXO 2 - RECETA DE ÁLOE CONTRA EL CÁNCER

## 1) Ingredientes

a) Medio kilo de miel de abejas (miel pura, natural);

b) 40 a 50 ml (5 a 6 cucharadas) de bebida destilada (aguardiente de alambique, whisky o coñac);

c) Hojas de áloe *(Áloe arborescens):* dos, tres, cuatro, cinco o más, de modo que, en fila india, midan más o menos un metro. Si, eventualmente, superasen tal medida no te preocupes, pues el áloe no es planta tóxica. No hay que olvidarse de que el áloe es el elemento más importante, y en él se encuentra el principio activo contra el cáncer.

## 2) Procedimiento

Sacar las espinas de los bordes de las hojas, así como el polvo que la naturaleza puede allí depositar, usando un trapo limpio o esponja. Picar las hojas, sin sacarles la cáscara, echándolas en la licuadora, junto con la miel y el destilado elegido. Triturar bien. Después, el preparado estará listo para el consumo. No cocinar ni filtrar.

En el caso de conservarlo en la heladera, envolver el frasco en papel oscuro o usar vidrio de color (ámbar). No se deteriora fuera de la heladera.

## 3) Posología (cómo tomarlo)

Tomar una cucharada, de las de sopa, 10 a 20 minutos antes del desayuno, almuerzo y cena. Agitar el frasco antes de servirse de su contenido.

Iniciado el tratamiento, ingerir todo el contenido. Si el problema es cáncer, una vez terminada la primera dosis, someterse a revisión médica. El resultado de los análisis dirá qué actitud tomar. Si no hubo cura ni mejora, es preciso repetir la operación, observándose corto intervalo (tres, cinco o siete días). Tal procedimiento (de repetir la dosis) debe ser seguido cuantas veces sean necesarias para eliminar el mal. Sólo después de los primeros tres o cuatro frascos sin el éxito deseado se debe optar por una dosis doble, o sea, dos cucharadas antes de las tres comidas, ya que hemos tenido casos de personas que, aun en fase terminal, con un frasco y una cucharada antes de comer lograron verse libres del mal.

**FICHA MEDICA PERSONAL**
**(Esta ficha está tabulada para puntear) J.C**

(Hoja para arrancar y enviar a: Fray Romano Zago, OFM - Caixa Postal 2330 90001-970 - Porto Alegre - RS - Telefax: (051) 246-7177).

Nombre: ...................................................................................................

Fecha de nac ......./ ......./ ....... Ocupación .................................................

Est. civil .................................................. Teléfono ...................................

Dirección ...............................................................................................

Ciudad ........................... Estado ......................... Cód. postal ...............

Diagnóstico inicial ..................................................... Fecha ......./ ......./ .......

Análisis histólogico ...............................Ubicación del mal .......................

Médico que lo trató: Dr...............................................................................

Dirección ............................................... Teléfono ...............................

## Evolución (Tratamientos)

Cirugía ....................................................................................................

Realizada en el Hospital ..............................................................................

Por el Dr. ................................................................................................

Radioterapia .............................................................................................

Realizada en el Hospital ..............................................................................

Por el Dr. ................................................................................................

Quimioterapia ...........................................................................................

Realizada en el Hospital ..............................................................................

Por el Dr. ................................................................................................

Hormonas ................................................................................................

Realizada en el Hospital ..............................................................................

Por el Dr. ................................................................................................

Otros tratamientos médicos ..........................................................................

¿Dónde? .................................................................................................

Por el Dr. ................................................................................................

## TERAPIA DEL DOLOR

Cortisona ................................................ Dosis diaria ............................

Morfina ................................................ Dosis diaria ............................

Fecha de inicio del áloe ......./ ......./ .......

Actual situación (en relación a la fecha del diagnóstico inicial) (¿Hay foto-
copia? ) ...................................................................................................

...................................................................................................

Peso después de 30 días...............................kg Peso actual ................ kg

Número de frascos de áloe ingeridos .........................................................

Peso después de 30 días ...............................kg

Peso después de 90 días ...............................kg

## Análisis realizados en laboratorio

Ecografía ..............................................................................................

Radiografía (RX)...................................................................................

Cintilografía ósea (cada 12 meses) .........................................................

Endoscopia (gastroscopía, conoscopía o relativa al órgano afectado)........

...................................................................................................

...................................................................................................

Análisis de sangre .................................................................................

## Procedimientos prácticos

1 ) Preparar informe para el médico que trata, con la documentación y
datos históricos.

2) Experiencias personales ocurridas, consideradas importantes ..............

...................................................................................................

3) Datos bibliográficos o literatura referente al tema ...............................

...................................................................................................

# ÍNDICE


INTRODUCCIÓN ........................................................................ 3

   1. DEL APRENDIZAJE ........................................................ 6

   2. DE LA APLICACIÓN DE LO APRENDIDO ........................... 11

   3. LA FÓRMULA ................................................................ 17

   4. LA FÓRMULA DEFINITIVA ............................................ 21

   5. POSOLOGÍA (CUÁNTO TOMAR) .................................... 28

   6. PREGUNTAS Y RESPUESTAS ......................................... 31

   7. INTERNACIONALIZACIÓN DE LA FÓRMULA ..................... 66

   8. COMPOSICIÓN DEL ÁLOE ............................................. 81

   9. ¿EL ÁLOE ES TÓXICO? ................................................ 95

  10. ÁLOE VERSUS SIDA ..................................................... 109

CONCLUSIÓN ....................................................................... 116


ANEXOS ............................................................................... 119

ANEXO 1 - CONVERSANDO CON LA HOJA DE ÁLOE ................ 120

ANEXO 2 - RECETA DE ÁLOE CONTRA EL CÁNCER .................. 122

ANEXO 3 - FICHA MÉDICA PERSONAL ................................... 124